NOUVELLES RECHERCHES

SUR LES

RÉTENTIONS D'URINE.

NOUVELLES RECHERCHES

SUR LES

RÉTENTIONS D'URINE

PAR RÉTRÉCISSEMENT DE L'URÈTRE

ET PAR PARALYSIE DE LA VESSIE;

SUIVIES

DE REMARQUES SUR LA GRAVELLE.

PAR M. NAUCHE,

MÉDECIN de Bienfaisance du 4ᵐᶜ Arrondissement; Membre et ancien Président de la Société Galvanique; de la Société royale de Médecine de Copenhague; des Sociétés Académique des Sciences, Médicales de Paris, de Gènes, des Sciences et Arts de Strasbourg, Toulon, Douay, Montauban, etc.

TROISIÈME ÉDITION.

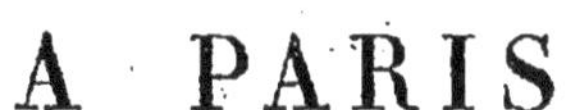

A PARIS,

CHEZ
CROULLEBOIS, Libraire, rue des Mathurins;
GABON, Libraire, place de l'Ecole de Médecine;
Vᶜ PANCKOUCKE, Imprimeur-Libraire, rue de Grenelle, Nᵒ 7, faubourg Saint-Germain.
L'AUTEUR, rue du Bouloy, Nᵒ 8.

1806.

Un des plus grands obstacles à l'avancement de la Médecine, est peut-être l'ambition qu'ont les Médecins, en écrivant, de vouloir embrasser à la fois toutes ses parties. Il n'est pas un auteur qui, pour quelques idées nouvelles, ne se croie en droit de porter la réforme jusque dans les dernières divisions de cette science, et de la présenter sous une nouvelle face. Ainsi, un petit nombre de vérités importantes sont disséminées dans des milliers de volumes : l'art, riche en aperçus généraux, manque souvent des détails les plus simples, sur les objets d'application.

Frappé de cette vérité, j'entrepris, en l'an IX, d'éclaircir un point de doctrine, sur lequel diffèrent les meilleurs Praticiens. Ai-je rempli mon but? Le sujet que j'ai choisi était hérissé de difficultés, et exigeait une longue suite d'observations. J'ai osé l'aborder, quoiqu'il eût été traité, avec peu de succès, par les meilleurs auteurs. Mais peut-on me blâmer d'avoir fixé l'attention sur une maladie qui, trop négligée, a été long-tems l'écueil de l'art, et de l'examen de laquelle peuvent naître des théories plus saines et une pratique plus éclairée.

Deux éditions de ces *Recherches sur le rétrécissement de l'urètre*, plus favorablement accueillies que je n'avais droit de m'y attendre, ont été épuisées en peu de tems ; j'en offre, aujourd'hui, une troisième au Public, dans laquelle j'ai cru devoir ajouter quelques observations sur la paralysie de la vessie, et sur la gravelle, maladies fréquentes dans les Établissemens d'indigence confiés à mes soins. Ma seule ambition, je le répète, a été de jeter quelque jour sur des matières trop peu analysées, de provoquer l'attention des personnes instruites, d'être utile, en un mot. Je m'estimerai heureux si les résultats répondent à mes efforts.

NOUVELLES RECHERCHES

SUR

LA RÉTENTION D'URINE,

PAR RÉTRÉCISSEMENT ORGANIQUE DE L'URÈTRE.

INTRODUCTION.

La rétention d'urine, par rétrécissement de l'urètre, présente plusieurs variétés, tant dans ses causes que dans ses phénomènes, relativement aux différentes espèces de rétrécissemens qui lui donnent lieu.

Ces rétrécissemens varient suivant qu'ils dépendent 1.º d'une inflammation violente de l'urètre, et ils portent le nom d'*inflammatoires*; 2º d'un spasme de quelques-unes des parties de ce canal, et ils s'appellent *spasmodiques*; 3.º d'une altération dans la structure même de l'urètre : nous les désignerons sous le nom d'*organiques*; enfin, d'une maladie, située hors de ce conduit, et qui en comprime les parois : on peut les nommer *symptomatiques*.

Ils ont tous pour caractère commun, de mettre obstacle à la transmission des urines hors de la vessie, en occasionnant une diminution de calibre de l'urètre.

Les rétrécissemens inflammatoires et spasmodiques proviennent généralement d'un coup, d'une chûte au périnée, d'une blennorrhagie dans son premier période ou supprimée, d'un ulcère syphilitique dans l'urètre, etc. Ils viennent d'être décrits, tout récemment, par les docteurs Swédiaur et Bell, dans leurs excellens ouvrages sur les maladies syphilitiques, et nous n'en parlerons pas.

Nous ne nous occuperons pas non plus des rétrécissemens symptomatiques ; ils sont produits par l'engorgement de la prostate, des glandes de Cowper et de Morgagni ; par des tumeurs au périnée, au scrotum, le long du pénis ; par une hydrocèle scrotale, volumineuse, un anévrysme du corps caverneux, etc. Pour en traiter, il faudrait parcourir une grande partie des maladies chirurgicales, et cela nous entraînerait trop loin.

Enfin, les rétrécissemens organiques sont l'effet de causes jusqu'à présent inconnues ou mal déterminées ; la rétention qu'ils occasionnent est très-commune, elle fera seule l'objet de nos recherches.

De la Rétention d'urine, par rétrécissement organique de l'urètre.

CETTE maladie a été désignée par J. Hunter, sous le nom de rétention par rétrécissement permanent ; mais le mot de permanent n'étant relatif qu'à sa durée, et d'après les principes d'une nomenclature philosophique, les dénominations des maladies devant être tirées de leur nature, et en donner, autant que possible, une juste idée, nous avons préféré nous servir du mot *organique*, dont l'acception bien déterminée, désigne actuellement, en pathologie, une altération morbifique dans la structure et dans la composition des organes.

Les auteurs modernes les plus estimés répètent à l'envi, que cette rétention n'a pas été connue des anciens, et qu'elle n'est commune en Europe que depuis que les maladies syphilitiques y sont si répandues : cette opinion, qui a pu être favorable à leurs systêmes, n'en est pas moins dénuée de fondement.

Il est vrai que Paul d'Egine et Albucasis, auteurs, qui, parmi les anciens, ont le mieux traité des maladies des voies urinaires, en ont à peine fait mention ; mais elle a été indiquée et décrite par plusieurs autres, de manière à ne pas pouvoir être méconnue.

Si le malade, dit Hippocrate (aph. 80, liv. 4), rend du sang ou des caillots de sang par l'urètre ; que ses urines ne coulent que goutte à goutte ; qu'il éprouve des douleurs au bas-ventre ou au périnée, il y a une maladie de la vessie ou de ses dépendances (1).

L'urine, dit Alexandre de Tralles (2) (liv. 3, chap. 38 , pag. 251), peut couler avec ou sans beaucoup de douleur : et, à moins qu'il n'y ait une obstruction totale de l'urètre, on peut croire que cela provient d'une maladie de la vessie.

Aetius (3) s'en explique encore plus claire-ment : la rétention d'urine, dit-il, peut prove-nir d'une obstruction de l'urètre, produite par une humeur épaisse, fixée sur ce canal ; par son inflammation ; par un calcul ou par une tumeur quelconque, qui en diminue la cavité.

---

(1) Cette version diffère un peu de celle des deux savans Hellénistes Bosquillon et Lefèvre de Villebrune, mais je la crois plus exacte; voici au reste le texte grec: π. Ἢν αἷμα ἐρέῃ καὶ θρόμβους, καὶ στραγγουρίην ἔχῃ, καὶ ὀδύνη ἐμπίπτῃ ἐς τὸ ὑπογάστριον, καὶ ἐς τὸ περίναιον, τὰ περὶ τὴν κύστιν ποιεῖ.

(2) *Alexandri Tralliani , philosophi ac medici, opera omnia. Basileæ*, 1733.

(3) Tetrab. 3, *sermo* 3, *cap.* 21, *pag.* 686.

Pline, le naturaliste, indique une foule de médicamens contre les difficultés d'uriner, accompagnées d'écoulement d'une urine trouble et fétide (1), contre les urinemens de sang (2), les phlictaines des parties génitales, et surtout contre les ulcères et la gangrène du membre viril (3), maladies qui devaient être très-communes et très-rébelles parmi les anciens ; parce qu'ils manquaient de moyens propres à combattre les affections de l'urètre, et que les inflammations, les dépôts urineux et les fistules urinaires en étaient une suite nécessaire. Mais c'est sur-tout Avicenne et Rhasis qui parlent de cette rétention de la manière la plus positive.

La cause de la rétention d'urine, dit Avicenne (4), existe quelquefois dans l'urètre même, et ce canal est obstrué par un aposthème chaud ou froid, un ulcère, une verrue, une pierre, ou par une maladie étrangère au canal, et qui en comprime les parois. Le même auteur parle aussi des ulcères qui

---

(1) *Lib.* 23, *cap.* 9; *lib.* 24, *cap.* 7; *lib.* 26, *cap.* 11.

(2) *Lib.* 24, *cap.* 6.

(3) *Lib.* 32, *cap.* 9 ; *lib.* 22, *cap.* 9 ; *lib.* 23, *cap.* 3; *lib.* 26, *cap.* 5; *lib.* 27, *cap.* 4; *lib.* 28, *cap.* 6 *et* 15.

(4) *Avicennæ arabum medicorum principis, canon medicina,* fen. 19, tract. 2, p. 889 et seq. *Venetiis,* 1608.

arrivent à la racine de la verge , et qui en exigent souvent l'amputation (1) ; des fistules de cette partie , contre lesquelles , dit-il , l'aloès est un excellent remède (2).

Rhasis (3) ne s'exprime pas moins clairement. Il peut y avoir , dit-il , des ulcères dans l'urètre , et des difficultés d'uriner , dans lesquelles la liqueur ne coule que goutte à goutte.

Ces difficultés proviennent d'une diminution des forces expulsives ou d'un rétrécissement de l'urètre , *angustia meatus*. Voici ses propres expressions , sur la cause matérielle de ce rétrécissement : *Strictura meatus urinæ accidit ex lapide, aut ex sanguine coagulato, aut veruca, aut aliquare orta ibi, aut ex sanie grossa, aut siccitate vehementi*. Livre 23 , fol. 240.

Je pourrais encore citer des auteurs tout aussi recommandables : Paulus , Oribase , Dioscoride , Sérapion et autres , qui ont traité de cette Maladie , avec plus ou moins de détails. Il me suffit d'avoir démontré , jusqu'à l'évidence , que les anciens avaient sur elle des connaissances assez positives. Je me suis

---

(1) *Idem*. lib. 3 , fen. 21 , tract. 1 , cap. 20 , p. 917.
(2) Lib. 2 , cap. 66 , p. 274.
(3) *Rhasis opera. Venetiis* , 1542.

peut-être beaucoup étendu sur cet objet, mais peut-on employer trop de moyens pour détruire une erreur, sur-tout lorsqu'elle entraîne, comme celle-ci, de fausses inductions et des conséquences pernicieuses dans la pratique ?

Il faut avouer néanmoins que ce n'est que dans les ouvrages des auteurs modernes les plus récens, dans ceux de Desault, de Hunter, de Sabatier, de Bell, de Swédiaur, de Petit-Radel et de Nisbet, qu'on trouve de bonnes descriptions de cette maladie, et des vues saines sur ses moyens curatifs ; encore n'en ont-ils pas traité d'une manière spéciale, et sont-ils discordans sur plusieurs points essentiels, et dans la pratique et dans la théorie.

Pour s'en former une idée exacte, il faut la considérer dans son début, dans ses progrès et dans son dernier période ; examiner ses différences d'avec les maladies qui lui ressemblent par quelques-uns de leurs phénomènes, remonter à ses causes éloignées, déterminantes et matérielles, indiquer son pronostic, son traitement, ses accidens consécutifs ou concomitans, et leurs moyens de guérison : tel sera le but de ces recherches.

Premier degré ou Dysurie.

LA maladie commence par une lenteur et une difficulté dans l'excrétion des urines, dont les malades s'aperçoivent à peine. Cette difficulté s'accroît chaque jour, surtout dans les grandes chaleurs, à la suite des exercices violens, après des excès dans les boissons spiritueuses et les plaisirs vénériens. Le jet diminue de grosseur, se bifurque, se contourne en spirale ou s'éparpille en arrosoir ; les envies d'uriner sont fréquentes et accompagnées de douleurs plus ou moins vives. De tems à autre, les malades rendent un sang très-pur ou mêlé d'urine, qui calme les douleurs et diminue les symptômes de la rétention. L'urètre est plus tendu que dans l'état naturel ; il présente par fois des inégalités à sa surface, surtout vers sa racine, de petites tumeurs dans son intérieur, qui se font sentir sous la pression des doigts ; enfin lorsqu'on tente d'introduire une sonde dans le canal, elle éprouve de grandes résistances dès son orifice, ou dans quelqu'une de ses parties, et les surmonte difficilement.

Ce premier état a une durée indéterminée. On l'a vu se prolonger des années entières, sans que les malades en fussent sensiblement incommodés. Il porte le nom de *dysurie.*

Deuxième degré ou Strangurie.

LORSQU'ON ne traite pas la maladie dans son principe, elle fait des progrès continuels. Les urines ne coulent que goutte à goutte, au moyen de tractions sur l'urètre ; de tems à autre, d'une manière involontaire. Elles s'altèrent, prennent une odeur fétide et ammoniacale, deviennent très-épaisses, d'un rouge foncé, et déposent un sédiment blanchâtre ; souvent la matière séminale n'est pas dardée dans l'acte : elle s'écoule lentement, à mesure que l'érection diminue ; d'autres fois, elle reflue dans la vessie, et n'est rendue qu'avec les urines. Les malades souffrent cruellement ; ils éprouvent des douleurs au périnée et dans le bas-ventre ; les envies d'uriner sont plus fortes que dans le degré précédent ; des déchirures à la membrane interne de l'urètre, donnent lieu quelquefois à des épanchemens du liquide hors de ses voies naturelles, et de là à des dépôts urineux et à des fistules urinaires. Ce deuxième degré est connu sous le nom de *strangurie.*

Troisième degré ou Ischurie.

L'ÉCOULEMENT des urines peut s'arrêter entièrement, et la rétention être complète.

Cet état est désigné sous le nom d'*ischurie* (1). Le malade fait des efforts fréquens et impuissans pour rendre le fluide ; la vessie se distend, devient douloureuse, et forme au-dessus du pubis une tumeur ronde, circonscrite, rénitente, sans changement de couleur à la peau et avec fluctuation. Le ventre se tend et s'enflamme ; il survient de la fièvre, des nausées, du délire, des hoquets ; le visage est rouge et injecté, les yeux étincelans, la peau brûlante, et toutes les excrétions ont une odeur urineuse. Si l'on ne porte de prompts secours au malade, il se fait une rupture à la membrane interne de l'urètre ou de la vessie, et il en résulte des infiltrations urineuses dans les parties voisines ; d'autres fois, les viscères abdominaux se gangrènent, et le malade succombe.

---

(1) Ces expressions *dysurie*, *strangurie*, *ischurie*, servent aussi à désigner les trois degrés des autres espèces de rétention.

Je crois, au surplus, qu'il serait bon d'éliminer de la langue médicale la plupart de ces mots barbares dont on l'a surchargée, vides de sens et inintelligibles pour les personnes qui ne connaissent pas les langues anciennes, ne présentant souvent pour celles qui les ont apprises que des acceptions fausses, des idées vagues et indéterminées. Ces mots ne font qu'aggraver les difficultés de la science, retarder ses progrès et jeter du ridicule sur ses meilleurs attributs.

Différences.

LA rétention par rétrécissement organique de l'urètre pourrait être confondue , surtout dans son dernier degré , avec la suppression d'urine et avec les autres espèces de rétentions , le défaut d'urinement leur étant commun ; mais on la distingue facilement de la suppression. Dans cette maladie il n'y a pas d'envies d'uriner , la vessie ne se distend pas , ne fait pas saillie au-dessus du pubis , et l'introduction d'une sonde dans la vessie n'éprouve aucun obstacle et n'est pas suivie d'écoulement.

On la distingue également des autres rétentions par les circonstances qui l'ont précédée , par l'état de l'urètre , qui est libre dans les premières , et plus ou moins obstrué dans celle-ci ; enfin par les phénomènes particuliers à chacune d'elles , suffisans , dans la plupart , pour les distinguer les unes des autres.

Je pourrais entrer ici dans l'examen de ces phénomènes , faire voir que toutes en ont de caractéristiques , mais cela m'éloignerait de mon sujet.

Le rétrécissement organique de l'urètre

pourrait être aussi confondu avec les autres rétrécissemens de ce canal; mais il y a entre eux des différences bien marquées. On le distingue du rétrécissement inflammatoire par la marche aiguë de ce dernier, par la tension, la chaleur et les ardeurs d'uriner qu'il occasionne, tandis que le rétrécissement organique a une marche très-lente, ne présente aucun signe de phlegmasie locale, et ne cause de douleurs vives que dans ses dernières périodes; on le distingue du rétrécissement spasmodique à la lenteur, à la régularité et à la permanence de ses phénomènes. Ceux du rétrécissement spasmodique arrivent, au contraire instantanément; ils sont tantôt faibles, tantôt forts, irréguliers et intermittens. Enfin on le distingue du rétrécissement symptomatique par la présence de la maladie, dont ce dernier est l'effet, et qui est toujours assez apparente pour être reconnue à la vue ou au toucher.

Causes éloignées.

LA rétention par rétrécissement organique de l'urètre, paraît être particulière à l'homme, il n'est pas d'observations qui en aient constaté l'existence chez la femme. Les auteurs vétérinaires ne l'ont pas reconnue dans les animaux (1).

Elle est très-commune dans le moyen âge, et se manifeste ordinairement vers celui de trente-cinq ou quarante ans.

On ne l'observe guères que dans les climats chauds, et dans les grandes cités, chez les hommes d'une constitution nerveuse et avec

---

(1) Les travaux de quelques savans français, et principalement ceux de *Vicq-d'Azyr*, de *Daubenton*, de *Cuvier*, sur l'anatomie comparée, ont fait faire, de nos jours, les plus grands progrès à l'anatomie humaine, en déterminant, d'une manière plus positive, la structure de certains organes et les fonctions de plusieurs d'entr'eux; mais je suis persuadé qu'on retirerait encore des services plus importans d'une connaissance approfondie des maladies des animaux et de leurs rapports avec celles de l'espèce humaine, en un mot, d'une *Pathologie comparée.*

Les maladies des animaux, plus simples et moins nombreuses que celles de l'homme, peu influencées par leur nourriture, leurs habitudes et leurs passions, seraient observées avec moins de peine; on apprécierait mieux les efforts de la nature pour leur guérison et l'action des médicamens employés durant le traitement; enfin une connaissance exacte de leurs phénomènes donnerait les moyens de s'élever à une théorie plus complète et plus philosophique, sur les désordres de l'organisme animal, et sur les moyens d'y remédier. Le docteur *Buniva* s'occupe, dit-on, de ce travail; puissent ses efforts répondre aux justes espérances qu'il a fait naître!

prédominence du systême sanguin (1), chez les personnes voluptueuses et chez celles qui ont voulu multiplier les plaisirs de l'amour, ou s'en procurer d'artificiels.

Causes déterminantes.

CETTE rétention est généralement regardée comme étant toujours une suite de la blennorrhagie syphilitique. Il est néanmoins des praticiens, du plus grand mérite, qui se sont élevés contre cette opinion. Ledran (2) dit avoir vu de ces rétentions chez des personnes qui n'avaient jamais eu de blennorrhagie. J. Hunter rapporte l'observation de deux personnes absolument dans le même cas. Mais comme les rétentions se manifestent quelquefois peu de tems après la blennorrhagie, qu'il est rare qu'on soit atteint des unes sans avoir eu l'autre, la première opinion a prévalu, et l'on a mieux aimé l'adopter aveuglément que de porter dans son examen toute l'attention qu'eût exigé un point de doctrine si délicat et si important.

----

(1) Voyez la classification des tempéramens, par M. *Hallé*, dans les Mémoires de la Société médicale d'émulation, pour l'an VII.

(2) *Ledran*, Opérations de chirurgie.

De puissans motifs me portent à croire qu'elle est peu fondée ; les faits suivans justifieront sans doute mon opinion :

On reçut à l'Hôtel-Dieu de Paris, le 3 messidor an VII, un homme âgé de 44 ans, sans état, et atteint de cette rétention depuis 4 ans.

Elle présentait ceci de remarquable, qu'elle n'avait jamais été précédée de maladie syphilitique, ni d'aucun écoulement par l'urètre. Le malade m'avoua, avec une sorte de honte, que la forte appréhension de gagner du mal, et des idées très-défavorables au sexe, l'avaient empêché de voir jusqu'alors aucune femme. Au reste, il s'était beaucoup livré à la masturbation dans sa jeunesse, et avait servi pendant long-tems aux plaisirs les plus déshonnêtes.

A la même époque, et dans le même Hospice, on reçut un cocher d'une soixantaine d'années, attaqué de la rétention dont nous parlons, depuis plus de quarante ans.

La maladie avait été reconnue, dans son principe, par le frère Côme, qui avait prescrit l'usage des bougies. Ce traitement fut insuffisant et il y eut des rechutes. Lors de son entrée à l'Hospice, le malade n'urinait que goutte à goutte, et sa rétention était compliquée de plusieurs fausses routes et d'autres accidens consécutifs.

Il avait eu plusieurs blennorhagies ou go-
norrhées, durant le long cours de cette rétention, mais toutes postérieures à son invasion.

Ces deux faits m'ayant alors paru de quelqu'intérêt, relativement à la cause de la rétention, je les communiquai à M. Pelletan, qui
me dit que l'Hôtel-Dieu en présente souvent
de semblables, et que, dans les nombreuses
rétentions, par rétrécissement de l'urètre, qu'on
y remarque annuellement, il y en a toujours
un sixième ou un huitième qui n'ont été précédées ni de blennorrhagies, ni d'autres maladies syphilitiques. Depuis cette époque, j'ai été
à même de faire plusieurs semblables observations.

Une des plus remarquables est celle d'un
étudiant en droit, âgé de 17 ans, d'une constitution délicate, et doué d'une grande sensibilité.

Cet intéressant jeune homme était affecté
depuis trois ans d'une difficulté d'uriner qui
avait augmenté par degrés. Le jet était très-
fin et l'urine ne venait souvent que goutte à
goutte.

Il avait en outre un phimosis de naissance.
Le prépuce présentait à son ouverture une
sorte de rebord cartilagineux qui ne permet-

tait pas de découvrir le gland ; il était très-alongé, formait un bourrelet, et occasionnait une difformité désagréable.

L'extrême jeunesse du malade, la crainte d'être infecté, et plus encore son vice de conformation l'avaient empêché de fréquenter aucune femme. Il s'était livré avec excès à la masturbation, et lui-même attribuait à cette cause les difficultés d'uriner qu'il éprouvait.

Ce jeune homme redoutait beaucoup l'opération du phimosis, dont il eût été au désespoir de conserver la moindre trace. Comme il était impossible, d'après les procédés ordinaires, de remplir ses vues, je tentai la cure en employant la dilatation.

J'introduisis le canon d'une plume à écrire dans l'ouverture du prépuce, et l'y fis rester à demeure. Trois jours après, le malade put en placer un second, puis un troisième, et il en introduisit successivement jusqu'à vingt.

Ce moyen dilata peu à peu le prépuce, détermina la suppuration du rebord cartilagineux, et le détruisit en entier. Le gland put se découvrir et le malade fut complètement guéri du phimosis.

Je traitai ensuite la rétention par l'usage des bougies et des sondes de gomme élastique, et après quatre mois de traitement, la liberté du canal fut entièrement rétablie. Le malade jouit, depuis la fin de l'an XI, de la meilleure santé.

Il est donc démontré que la rétention par rétrécissement organique de l'urètre, ne reconnaît pas toujours pour cause nne blennorrhagie syphilitique. Un examen approfondi des symptômes de cette rétention et de l'historique dès malades qui en sont attaqués, fait voir que la blennorrhagie n'en est souvent qu'une cause prédisposante, et qu'elle est, la plupart du tems, déterminée ou au moins très-aggravée, par les coïts prolongés, les masturbations répétées, les excès dans les boissons spiritueuses, et généralement par tout ce qui est capable d'entretenir de longues érections et de produire une perte de ressort, dans les vaisseaux de l'urètre et dans son tissu spongieux. C'était naguère l'opinion de plusieurs habiles praticiens ; c'est encore celle de M. Pelletan. Les faits suivans, ne contribueront pas peu à la confirmer.

On reçut à l'Hôtel-Dieu, au commencement de brumaire an VIII, un musicien âgé de trente-six ans, d'un tempérament bilieux très-prononcé.

Dès l'âge de dix-neuf ans il avait eu une

blennorrhagie syphilitique ; elle fut traitée sans injections et parfaitement guérie, au bout de trois mois. Il eut, quelque tems après, un bubon à l'aîne droite, qui suppura et l'affecta très-douloureusement. Il prit alors la résolution de ne plus voir de femmes, et se livra pendant près de huit ans, au vice honteux de la manustupration. Il connut depuis une jeune personne, avec laquelle il se livrait si violemment aux plaisirs vénériens, que le sang suivait. Cependant épuisé par de tels excès et voulant conserver l'apparence de la vigueur, il feignait de la pousser beaucoup au-delà de ses forces réelles.

Ces excès lui furent funestes, il éprouva une difficulté et une douleur pour rendre les urines, d'où survinrent des hématuries fréquentes. Ce symptôme inattendu effraya le malade et le détermina à se rendre à l'Hôtel-Dieu. Sa rétention fut traitée par l'usage des sondes, et guérie en deux mois et demi.

Un deuxième malade, cocher de place, âgé de quarante-quatre ans, d'une forte constitution, et très-débauché, me présenta, quelque tems après, une observation non moins intéressante.

Il avait eu, dans sa jeunesse, une gonorrhée, puis une affection vénérienne générale, qui, toutes deux, furent très-bien guéries. Il conserva cet état de santé pendant douze ans, se livrant sans mesure à l'usage des boissons spiritueuses. A l'âge de trente-neuf ans il se lia à une femme de mauvaise vie, avec laquelle il s'était habitué à prolonger l'acte vénérien, et à suspendre, durant des heures entières, l'émission de la liqueur séminale. Il lui arrivait ordinairement, à la suite de ces débauches, d'éprouver de la difficulté dans l'excrétion des urines ; celles-ci prirent de l'odeur, s'épaissirent et parurent semblables à la lie de vin. Enfin elles s'arrêtèrent totalement, à la suite d'une ivresse, et le malade fut transporté à l'Hôtel-Dieu, où sa maladie fut reconnue et traitée, comme la précédente, par l'usage des sondes.

André Moustein, âgé de 58 ans, ancien recruteur, d'une forte constitution, fut reçu à l'Hôtel-Dieu, le 25 pluviose an IX.

Cet homme eut, à l'âge de vingt ans, une blennorrhagie syphilitique ; elle se convertit en blennorrhée, et ne céda qu'au bout de dix ans, à l'usage des purgatifs réitérés et des lavemens irritans. Soldat ou recruteur durant vingt-quatre ans, il jouit d'une forte santé et se livra à toutes sortes d'excès : usage immodéré des liqueurs alcoholiques , commerce avec des prostituées , au goût desquelles il se prêtait, en prolongeant l'acte , ou en le répétant sans émission.

Le sujet ne pouvait qu'être victime d'une telle conduite : il commença , vers l'âge de cinquante-trois ans , à rendre , tantôt à flots , tantôt par caillots , un sang noirâtre , suivi d'un sang rouge , d'abord pur , puis mêlé d'urine. Le jet de ce fluide diminua de grosseur, se partagea en deux branches ; quelquefois même les urines ne coulèrent que goutte à goutte. Elles devinrent épaisses et si fétides , que le malade lui-même en était incommodé ; ce qui le décida à se rendre à l'Hospice , où il fut traité et guéri par la méthode ordinaire.

Un maçon , âgé de cinquante-quatre ans , fut reçu au grand Hospice d'humanité le 18 ventose an IX.

Il était très-passionné dans sa jeunesse pour les plaisirs vénériens , et il les multipliait , par fois , jusqu'à donner lieu à des écoulemens de sang.

A l'âge de vingt ans , il eut une blennorrhagie , qui dégénéra en blennorrhée , et se termina insensiblement au bout de cinq ans.

Il se maria , eut deux enfans , et perdit son

épouse à trente-sept ans. Dès-lors il n'eut plus de commerce avec les femmes, et se livra à la manustupration. Au bout de douze ans de cette pratique funeste, il eut des difficultés d'uriner qui devinrent de jour en jour plus fortes, le jet parut plus délié, se divisa en deux branches, ou jaillit en arrosoir. La matière séminale séjournait dans l'urètre après l'acte, et n'était expulsée qu'avec l'urine. Enfin il se forma une tumeur au périnée ; elle s'ouvrit, et donna issue à ce fluide. Le malade se rendit à l'Hôtel-Dieu, il y fut traité par la méthode ordinaire ; mais une impatience extrême ne lui permit pas de supporter plusieurs jours de suite la sonde. Aussi l'ulcère fistuleux se consolida difficilement, se rouvrit plusieurs fois, et le malade n'était pas encore guéri, au bout de six mois de traitement.

André Bezu, âgé de cinquante-quatre ans, tailleur, fut reçu à l'Hospice de la Charité, le 25 ventose an IX.

Cet homme avait été enclin à la masturbation dès son bas-âge. Parvenu à sa vingt-unième année, il connut une femme, à tempérament, avec laquelle il se permettait tout, comme d'uriner durant l'acte, dès que le spasme commençait à diminuer. Arrivé à Paris, il y fut atteint d'une blennorrhagie, qui se termina sans l'usage des injections, après un traitement de trois mois. Il fut ensuite très-réservé avec les femmes, continuant cependant d'abuser par fois de sa personne : il avait beaucoup de pollutions nocturnes. A quarante ans, il survint des difficultés d'uriner et des hématuries; il se forma des dépôts urineux au périnée et près du fondement, qui furent ouverts et traités par Desault, en l'an II.

La maladie fut à peu près guérie par ce praticien célèbre. Cependant l'urine n'avait pas repris son libre cours : le malade lui-même ne s'était pas délivré de ses anciennes habitudes. La difficulté d'uriner revint de même que les hématuries. Ces divers accidens le déterminèrent à se rendre à l'Hospice de la Charité. On reconnut qu'il existait des corps étrangers solides dans le trajet fistuleux; on l'aggrandit, et il en fut retiré quatre calculs qui s'y étaient formés. On traita le malade par l'usage des sondes, et il fut guéri, tant de la fistule que du rétrécissement, au bout de trois mois et demi.

Je fus consulté au mois de frimaire an XI, pour un capitaine d'infanterie, âgé de quarante-quatre ans, d'un tempérament sanguin, atteint de cette rétention depuis trois ans.

Le malade avait éprouvé à l'âge de vingt, une blennorrhagie, qui fut très-bien guérie. Il jouit ensuite de la plus belle santé, et fit avec honneur les guerres de la république. Il était très-ardent auprès des femmes, et se plaisait sur-tout à prolonger l'acte vénérien. Il lui survint des difficultés d'uriner, et par suite une rétention d'urine. Ne pouvant être traité avec succès dans les Hôpitaux militaires, le malade demanda et obtint sa retraite. Il vint peu de tems après réclamer mes soins. J'employai d'abord les bougies emplastiques douces, puis les sondes de gomme élastique, et ce militaire fut guéri, après deux mois et demi de traitement.

Se sentant assez bien pour répondre à l'appel honorable qui a été fait au commencement de l'an XII aux officiers en retraite, en état de porter les armes, il a rejoint ses drapeaux, a fait les glorieuses campagnes d'Allemagne, et s'est trouvé à la bataille mémorable d'Austerlitz.

M. B..... ancien chef des rebelles de la Vendée, âgé de cinquante-cinq ans, avait eu à vingt-cinq une blennorrhagie, après laquelle le jet de l'urine avait diminué de grosseur, sans qu'il s'en suivit pendant vingt ans aucun accident.

Le malade fut obligé, lors des guerres de la Vendée, à des exercices pénibles, à passer les nuits sous les armes, et à faire un grand usage des liqueurs alcoholiques, ce qui fit accroître la maladie et la rendit inquiétante par ses progrès.

Après la pacification, le malade vint à Paris se faire traiter de son infirmité. Il s'adressa à un empyrique qui lui administra un traitement anti-vénérien, et lui donna des bougies, dites médicamenteuses. Celles - ci occasionnèrent une inflammatiou violente de l'urètre, pour laquelle M. Parroisse, premier chirurgien de S. M. N. le prince Joseph, et moi fûmes consultés. Nous cherchâmes à diminuer l'irritation par des moyens appropriés ; lorsqu'elle eut cessé, M. Parroisse, à raison de ses fonctions, n'ayant pu continuer de donner ses soins au malade, je fis faire usage des bougies emplastiques douces, pour préparer l'introduction de la sonde ; cette dernière fut introduite et le malade était guéri au bout de deux mois. Il jouit depuis deux ans d'une bonne santé.

M. D..... ancien émigré, âgé de quarante-cinq ans, du tempérament avec prédominence d'un système nerveux, eut à l'âge de douze ans, une blennorrhagie, communi-

quée par une servante qui avait abusé de sa
jeunesse. Il eut depuis deux autres blennorrhagies, dont une, mal guérie, avait laissé
un écoulement de matière muqueuse, connu
sous le nom de blennorrhée. Il passa ainsi
plusieurs années, sans autre accident. Dans le
cours de ses voyages, il éprouva une rétention
complète, qu'on parvint à faire cesser momentanément, sans avoir recours aux sondes.
Le malade rentra peu de tems après en France
et me fut adressé. Quoiqu'il fût très-sensible
et très-irritable, je parvins à l'habituer à l'usage
des bougies, puis à celui des sondes, et il a été
guéri, tant de sa rétention que de son écoulement, après deux mois et demi de traitement.
Il a repris un embonpoint et un teint de santé
qu'il n'avait pas depuis un grand nombre
d'années.

Au mois de messidor an XIII, je fus appelé pour un jeune homme de trente ans,
qui, après avoir été mon condisciple aux écoles
de médecine, lors de leur réorganisation,
avait suivi la carrière du barreau.

Dès l'âge le plus tendre ce jeune homme
s'était adonné à la masturbation. Il lui arrivait souvent de quitter la société des femmes
pour s'y livrer. Il eut ensuite plusieurs maladies syphilitiques, ce qui ne l'empêcha pas

d'avoir commerce avec les femmes, et de se livrer à des excès pernicieux, tels que le prolongement de l'acte vénérien. Il survint alors de la difficulté d'uriner ; le jet diminua de grosseur et devint très-délié.

Le malade fit parfois usage de bougies. Se trouvant un jour fortement préoccupé, il sortit de son logement avec une bougie dans l'urètre, celle-ci pénétra dans le canal et y fut entièrement oubliée. Cependant les difficultés d'uriner devinrent plus fortes, les urines étaient rouges et remplies de mucosités. Le malade croyait avoir un calcul dans la vessie, et se désespérait.

Appelé auprès de lui, je cherchai à diminuer l'irritation de la vessie, au moyen des calmans et de boissons muqueuses et abondantes. Je crus reconnaître, le lendemain, la présence d'un corps étranger à la racine de la verge ; bientôt ce corps se rapprocha du gland et l'on put retirer la bougie, dont une portion avait séjourné, pendant quinze jours, dans la vessie, et s'y était recouverte d'incrustations calcaires.

Le malade aurait desiré continuer son traitement par la méthode de Home (1), chirur-

---

(1) Pratical observations on the treatment of srictures in the uretra and in the œsophagus. *Voyez* aussi la Bibliothèque médicale, t. V. *Paris*, 1804, dans laquelle on trouve un bon extrait de cet ouvrage.

gien anglais ; mais aucun essai n'en ayant été fait en France, je préférai employer les moyens dont l'efficacité est reconnue (2). Il s'en est

---

(2) M. Home croit qu'il n'y a point ordinairement d'altération organique dans le tissu de l'urètre, lors du rétrécissement de ce canal, mais bien une contraction permanente des fibres transverses de sa membrane muqueuse, d'où résulte une obstruction qu'on peut facilement détruire au moyen du caustique.

Son procédé consiste à introduire dans l'urètre une bougie de moyenne grosseur, pour frayer le chemin et s'assurer de la profondeur à laquelle se trouve le rétrécissement. On marque cette distance sur une bougie dont la petite extrémité contient un morceau de nitrate d'argent fondu (pierre infernale) d'un demi-pouce de longueur, ou de potasse suivant un autre chirurgien Anglais. On introduit avec célérité, jusqu'à l'obstacle cette dernière bougie, et on l'y maintient fixément pendant une minute ou un peu plus long-tems, en raison de la sensibilité du malade, exerçant d'abord une forte pression, qu'on diminue par degré, pour ne point fausser la bougie, qui se ramollit par la chaleur.

Cette application excite pendant demi-heure une douleur vive, mais supportable, elle n'est suivie d'aucun accident.

En la réitérant les jours suivans on détruit peu à peu l'obstacle et le malade est complètement guéri de la rétention, même d'après l'auteur, sans crainte de retour.

Ce procédé est celui que Hunter suivait dans les derniers tems de sa pratique, et il est, à quelques modifications près, le même dont les chirurgiens français ont montré les nombreux inconvéniens. Les observations à son appui rapportées par Home méritent cependant qu'on en fasse de nouveaux essais, mais cela n'appartient qu'aux hommes de l'art placés à la tête des Hospices, les autres ne doivent employer, selon moi, que les procédés sur lesquels l'expérience a prononcé.

bien trouvé, et il vient de partir fort bien guéri, pour l'Italie où il doit occuper une place de commissaire du gouvernement.

Un jeune homme, âgé de vingt ans, d'une constitution bilieuse, très-délicate, vint, au mois de Germinal an IX, me demander des conseils pour une difficulté d'uriner, accompagnée d'envies fréquentes de satisfaire à ce besoin, d'une diminution dans la grosseur et dans le jet du fluide, qui n'était rendu par fois que goutte à goutte. Il ne fut pas difficile à ces symptômes de reconnaître une rétention par rétrécissement de l'urètre, mais le malade ne put suivre le traitement convenable, étant obligé de se retirer de suite dans son département.

Il n'a pas voulu se confier pour l'introduction des sondes aux chirurgiens de la campagne qu'il habite, et il s'est borné à l'usage des bougies et des autres remèdes palliatifs, jusqu'à ce que les circonstances lui permettent de revenir à Paris obtenir une guérison complète. Il me rend compte tous les six mois de son état qui ne s'est pas aggravé.

J'observerai que ce jeune homme n'a jamais eu de blennorrhagie ni aucune espèce de maladie syphilitique, qu'il a toujours vécu d'une manière très-réglée sans faire aucun excès dans la boisson ; que la crainte d'accidens vénériens l'avait détourné, au moment où il me consulta, de tout commerce avec les femmes, et qu'on ne peut attribuer sa rétention qu'au vice de la masturbation auquel il était enclin.

Je pourrais rapporter encore une longue suite d'observations, toutes tendantes à prouver que le plus grand nombre des malades atteints de cette rétention, se sont habitués à prolonger le coït, à le simuler ou à abuser d'eux (3) ; enfin, que c'est à leurs excès en ce genre ou dans les boissons spiritueuses, qu'il faut attribuer, le plus souvent, l'existence ou du moins l'accroissement de leur maladie.

Il est vrai que la plupart des rétentions ont été précédées de blennorrhagie, comme on peut le voir même par les observations déjà rapportées ; mais est-il étonnant qu'à l'âge de 35 ou 40 ans, époque à laquelle ces rétentions se manifestent ordinairement, des hommes, vivant dans les grandes cités, livrés à toutes sortes de débauches, aient eu des

______

(3) L'Onania anglais fait mention de dysuries, de stranguries et d'ardeurs d'urines provenues de la masturbation. *Voyez* Tissot, *traité de l'Onanisme, pag.* 31, *Lausanne,* 1764.

blennorrhagies syphilitiques, puisque, en réunissant tous les habitans du même âge, d'une de ces cités, peut-être n'en trouverait-on pas un cinquième qui ne fussent dans le même cas ? Et de ce qu'une rétention aura été précédée, de plusieurs années, par une blennorrhagie, d'ailleurs très-bien guérie, peut-on en conclure, raisonnablement, que la rétention est l'effet de la blennorrhagie ? Ne serait-ce pas tomber dans le syllogisme vicieux du *Post hoc, ergo propter hoc* ? Ici, comme dans toutes les autres parties de l'art, il faut ne rien admettre que ce qui découle évidemment de l'observation des faits : une marche contraire conduit nécessairement à l'erreur.

Les praticiens n'ont pas été peu embarrassés pour expliquer comment la blennorrhagie pouvait occasionner, après un très-grand laps de tems, la rétention par rétrécissement organique de l'urètre.

Les uns ont dit que c'était par une induration des parois de l'urètre, à la suite de leur inflammation ; d'autres, que c'était en laissant des ulcères chroniques, qui subsistaient long-tems après la guérison de la blennorrhagie ; enfin, la plupart ont été de meilleure foi : ils ont avoué qu'ils l'ignoraient entièrement.

Quant à la première de ces opinions, il suffisait de réfléchir sur la nature de la blennorrhagie, et d'examiner ce qui se passe dans les maladies analogues, pour s'apercevoir du contraire. En effet, la blennorrhagie n'est autre chose qu'une inflammation de la membrane interne de l'urètre, semblable à l'inflammation des autres membranes muqueuses. Or, il ne survient pas d'indurations à la conjonctive, à la suite de l'ophthalmie; à la membrane interne de la bouche, à la suite des aphtes; à la membrane interne du vagin, à la suite de la blennorrhagie chez les femmes, maladies qui, toutes, sont de même nature que la blennorrhagie chez les hommes (1). Pourquoi donc en surviendrait-il à la membrane interne de l'urètre, à la suite de cette maladie? Par quelle cause cachée pourrait-elle être déterminée? Comment conçoit-on qu'elle pût survenir si long-tems après la blennorrhagie? Comment croîtrait-elle avec les débauches des malades? Comment produirait-elle des urinemens de sang?

A l'égard de l'opinion fondée sur la présence des ulcères chroniques, les ouvertures fréquentes des sujets ont bientôt fait voir

____

(1) *Voyez* Pinel, *Nosog. philos.* tom. I, ord. 2.

qu'elle était chimérique. Ces ulcères ne se rencontrent que très-rarement, et ne sont nullement en rapport avec les rétrécisse-mens. Essayons d'expliquer actuellement de quelle manière les causes que nous avons indiquées donnent lieu à ce rétrécissement.

Les actes prolongés ou trop multipliés, l'abus de soi et les excès dans les boissons spiritueuses, déterminent de longues et fréquentes érections, d'où résulte insensiblement une perte de ressort, dans les vaisseaux des corps caverneux et de l'urètre. Le sang, accumulé dans ces parties, par l'effet de l'érection, ne peut plus être ramené en totalité dans le torrent de la circulation. Il séjourne dans leur tissu spongieux et dans leurs vaisseaux veineux. La cavité de l'urètre diminue de calibre par le gonflement des parois de ce canal et par l'état variqueux de ses veines. Celles-ci produisent dans son intérieur des tubercules, des végétations vasculeuses, un amincissement de sa membrane interne, des ulcérations, des hématuries, etc., phénomènes dont nous parlerons bientôt.

La blennorrhagie doit être cependant regardée comme une très-grande cause prédisposante de la rétention, 1° en ce qu'elle entretient long-tems le pénis dans une demi-

érection, et occasionne de fréquens priapis-
mes, capables de contribuer pour beaucoup
à la perte du ressort des vaisseaux du pénis
et à leur engorgement variqueux.

2°. En ce qu'elle produit un premier degré d'altération dans la structure de l'urètre.
C'est en effet une vérité pathologique généralement reconnue, que les parties, une fois
enflammées, ne reprennent que difficilement
leur état naturel : les testicules conservent un
peu plus de grosseur, les poumons sont plus
gorgés de sang, la plèvre devient plus épaisse, la cornée moins transparente et quelquefois opaque. Or, il en est de même de la
membrane interne de l'urètre, lorsqu'elle a
été enflammée. Quelque bonne qu'ait été la
résolution, il reste constamment un léger
épaississement et une atonie dans cette membrane, et lorsque les inflammations ont été
fréquentes, les résolutions sont toujours de
plus en plus incomplètes; et les épaisissemens
qui en résultent peuvent donner lieu à des
rétrécissemens de l'urètre, qui se manifestent
immédiatement après la blennorrhagie.

Les injections astringentes, les bougies
caustiques sont encore une cause déterminan-
te de la rétention, en produisant des inflammations violentes de l'urètre, qni agissent de

la même manière que les précédentes, et se terminent quelquefois par une induration. Bell (1) prétend, il est vrai, que les injections astringentes, bien loin d'occasionner ces rétrécissemens, sont au contraire capables de les prévenir; mais ici l'expérience ne s'accorde pas avec sa théorie. Les praticiens ont souvent rencontré des difficultés d'uriner, survenues immédiatement après l'usage des injections, sans autre cause connue. L'Hospice de perfectionnement de l'Ecole de Médecine nous présenta, en l'an 9, un cas semblable : c'était un jeune homme de 27 ans, qui eut, à 20, une blennorrhagie syphilitique. Elle se termina par un écoulement muqueux, blanchâtre, point douloureux, qui fut traité inutilement par des injections d'acétite de plomb, *eau végéto-minérale*; il survint, dès cette époque, une difficulté d'uriner qui, tantôt faible, tantôt forte, quelquefois complète, présentait la plus grande irrégularité dans les symptômes, et pouvait être regardée comme tenant à une altération organique de l'urètre, compliquée d'une affection spasmodique de ce conduit.

Le malade s'était peu livré à la masturbation

------

(1) A treatise ou gonorrhœa virulenta and lues venerea, By Benjamin Bell; vol. 1, chap. 3, pag. 268. Edimburg, 1797.

et aux plaisirs prolongés , ensorte que les injections paraissaient avoir été la principale cause de la rétention. Elle fut guérie en trois mois et demi par l'usage des bougies et des sondes , unies aux anti-spasmodiques.

Causes matérielles.

LES médecins ne sont pas d'accord sur les causes matérielles de la diminution de calibre de l'urètre , dans la rétention par rétrécissement permanent. Les uns les multiplient à l'infini , les autres n'en reconnaissent qu'un petit nombre. Je crois néanmoins qu'on peut les rapporter aux suivantes : 1° Aux excroissances charnues de l'urètre ; 2° aux ulcères et aux cicatrices saillantes de ce canal ; 3° à des indurations de quelqu'une de ses parties. Enfin , à l'engorgement variqueux des ses vaisseaux et à l'épaississement de sa partie spongieuse.

1°. *Des excroissances charnues.*

IL fut un tems où l'on attribuait la plupart des rétentions d'urine, par rétrécissement organique de l'urètre , à des excroissances charnues qui en obstruaient la cavité , et portaient le nom de caroncules ou carnosités. Des empyriques se firent même d'immenses fortunes, en vantant des bougies de leur composition, propres, suivant eux, à combattre et à détruire ces carnosités.

Dionis, J. L. Petit et plusieurs autres praticiens célèbres, ayant fait de nombreuses ouvertures de sujets atteints de cette rétention, sans rencontrer ces excroissances, on tomba dans un excès contraire, en les rejetant entièrement (1).

L'analogie qui existe entre la membrane interne de l'urètre et celles qui tapissent l'intérieur des narines, de l'arrière-bouche, du rectum, de la matrice et du vagin (2), où ces excroissances sont très-communes, aurait dû seule en faire admettre la possibilité. Elles ont été rencontrées d'ailleurs par quelques praticiens dignes de foi. Morgagni (3) dit en avoir trouvé qui ressemblaient à des cordes et suivaient différentes directions.

Sharp (4) en a vu de très-petites dans l'intérieur de l'urètre, qui ressemblaient, dit-il, aux valvules tricuspides du cœur.

J. Hunter a vu aussi de pareilles excrois-

---

(1) *Saviard*, obs. 75, pag. 328 et suiv.
(2) *Bichat*, Traité des Membranes.
(3) Epist. 42, art. 41.
(4) *V.* Critical inquiry by Samuel Sharp, f. r. s., etc.

sances, qui s'élevaient à la surface de l'urètre, comme des granulations ou des verrues.

Ces excroissances, au reste, sont infiniment rares dans la pratique, et ne présentent aucun signe particulier, propre à les faire distinguer des autres causes matérielles.

2°. Des cicatrices et des ulcères.

L'OPINION, où l'on a été pendant long-tems, que le mucus de la blennorrhagie était le produit d'un ulcère dans l'urètre, avait beaucoup contribué à faire imaginer dans ce canal des cicatrices, qui en occasionnaient l'oblitération.

Les praticiens rapportaient une grande quantité de faits, à l'appui de leur assertion. Mais si on examine scrupuleusement toutes leurs observations, on trouve que la plupart ne sont rien moins que concluantes, et que plusieurs d'entr'elles indiquent même des causes de l'oblitération du canal, tout-à-fait différentes des cicatrices. L'observation rapportée par Saviard (1), d'un corroyeur, qui ne pouvait être sondé sans éprouver de grands écoulemens de sang par l'urètre, me paraît surtout dans ce cas. Je crois que ces

____

(1) Obs. 73.

écoulemens indiquaient moins une cicatrice dans l'intérieur de l'urètre, comme l'a pensé cet observateur, qu'un engorgement variqueux de ses vaisseaux.

Cependant, on ne peut pas révoquer en doute l'existence de ces cicatrices. Morgagni (1) dit en avoir rencontré plusieurs fois. Il rapporte aussi (2), qu'à l'ouverture du corps d'un vieillard, qui avait eu la maladie syphilitique, on trouva le gland marqué de plusieurs cicatrices profondes, et l'urètre fort rétréci.

La Peyronie parle, dans les Mémoires de l'Académie de chirurgie (3), d'un homme qui avait perdu la faculté génératrice, à la suite d'une blennorrhagie. A l'ouverture du sujet, on trouva sur le *veru-montanum*, une cicatrice saillante, qui avait changé la direction des vaisseaux séminifères, et avait tourné leurs ouvertures du côté de la vessie.

Les Mémoires de l'Académie de chirurgie (4), font encore mention d'une cicatrice trouvée à l'intérieur de l'urètre d'un officier

______

(1) *De sedibus et causis morborum*, epist. 42, art. 38, pag. 175.

(2) *Ibid.*, art. 40.

(3) Tom. Ier, pag. 425 et suiv.

(4) Tom. Ier, page 402.

attaqué de strangurie. Elle avait rétréci le canal et empêché la sonde d'y pénétrer.

Ces cicatrices sont peu communes ; mais, dans les cas où elles existent, ne pourraient-elles pas provenir aussi souvent des ulcères produits par les engorgemens variqueux, que d'ulcères vénériens ? Il faudrait, pour l'établir, que les auteurs qui en ont fait mention, eussent donné une observation complète de tout ce qui les avait précédées (1). C'est ce qu'ils ont négligé. Aussi croit-on généralement qu'elles proviennent de la cicatrisation des ulcères syphilitiques. Ces ulcères peuvent être aussi une cause matérielle des rétrécissemens organiques ; mais il est si rare de les rencontrer, que leur existence a souvent été regardée comme problématique ; ils ont été cependant remarqués par Swédiaur et par quelques autres praticiens. Ainsi, on ne peut pas nier leur existence.

___

(1) Pour donner des observations complètes de cette rétention, il faut s'informer si les malades ont eu des blennorrhagies, quels ont été leur durée et leur traitement, si la difficulté d'uriner n'a pas précédé la blennorrhagie ; s'ils n'ont pas eu des écoulemens de sang ; s'ils ne se sont pas habitués à prolonger l'acte vénérien, ou à le simuler ; s'ils ne se sont pas adonnés aux plaisirs solitaires ou à d'autres excès, propres à occasionner des érections et une perte de ressort dans les vaisseaux de l'urètre et dans son tissu spongieux, etc.

3°. *Des indurations.*

J'AI fait voir, précédemment, combien il serait ridicule d'admettre une induration consécutive des parois de l'urètre, survenue long-tems après la guérison de la blennorrhagie et dépendant d'elle seule. Cela n'empêche pas qu'il ne puisse se former des indurations dans l'urètre, à la suite d'une inflammation violente de ce canal, soit qu'elle provienne d'une blennorrhagie, de l'usage inconsidéré des bougies caustiques ou d'injections irritantes. Cette induration rentre alors dans les lois générales de la pathologie ; elle est une terminaison naturelle de l'inflammation, et se manifeste immédiatement après celle de l'urètre.

Ne serait-elle pas, la plupart du tems, l'effet des engorgemens variqueux des vaisseaux de l'urètre et de son tissu spongieux, de la même manière qu'il arrive une induration aux tégumens des jambes, par l'effet des varices ; à l'intestin rectum, par l'effet des hémorrhoïdes? Je serais tenté de le croire. Ce n'est, au reste, qu'une présomption ; c'est un jalon planté pour les progrès de la science, et ce sera aux observateurs qui seront à même de voir un grand nombre de ces indurations, à confirmer ou à rejeter ce que j'avance.

Au surplus, cette induration est assez commune ; quelquefois elle a l'apparence et la dureté du cartilage ; d'autres fois , c'est un resserrement ou une violente contraction de quelque partie de l'urètre. Elle a été très-bien remarquée par les praticiens.

4°. *Des engorgemens variqueux, et du gonflement du tissu spongieux de l'urètre.*

LES auteurs modernes les plus récens, font une longue énumération des causes matérielles des rétrécissemens de l'urètre , et la plupart ne font mention ni de son engorgement variqueux , ni de l'état de plénitude de son tissu spongieux , quoiqu'ils produisent au moins les deux tiers des rétrécissemens organiques.

En effet , l'urètre présente une grande quantité de veines , qui forment des plexus-vasculeux , dans ses portions bulbeuse , membraneuse, et surtout dans la portion prostatique. Elles sont susceptibles d'une grande dilatation et de devenir variqueuses. Elles produisent alors un amincissement de la membrane interne de l'urètre , des écoulemens de sang spontanés , ou par l'effet des cathétérismes , de petites nodosités , des inflammations , des

ulcères, des cicatrices, des brides, des endur-
cissemens partiels des parois du canal, en un
mot, toutes les affections locales produites par
les hémorrhoïdes dans le rectum, et les varices sur les tégumens des jambes, à quelques
modifications près, résultantes de la situation
de la maladie, et de la structure des parties
affectées.

On ne connaît pas bien encore la structure
du tissu spongieux de l'urètre. L'infortuné
Bichat, trop tôt enlevé à la science, avait
fait (1) des expériences ingénieuses, pour
développer celle des corps caverneux, dont
la nature est la même que celle de l'urètre ;
mais ces expériences ont été incomplètes, et
sont seulement d'un bon augure pour l'ave-
nir. Au reste, il est actuellement reconnu que
lorsque le tissu spongieux de l'urètre a perdu
de son ressort, le sang y reste épanché ; qu'il
en dilate les cellules, et produit, à la longue,
une sorte de plénitude ou d'épaississement de
ce tissu.

Les vieillards nous offrent habituellement
un premier degré de cet état de plénitude du
tissu spongieux de l'urètre, et de celui des

____

(1) Journal de Médecine, etc., par MM. *Corvisart*,
Leroux et *Boyer*, Tome II, page 49.

corps caverneux. Ces parties ayant perdu de leur ressort, tant par l'effet de l'âge que par celui des plaisirs auxquels ils se sont ordinairement livrés, on trouve leurs cellules gorgées de sang, et leurs veines dans un premier degré de dilatation.

Les jeunes gens, qui ont fait un abus d'eux-mêmes ou des plaisirs vénériens, sont dans le même cas. Le tissu spongieux de l'urètre et des corps caverneux et très-développé, le sang y est continuellement accumulé, aussi le membre viril est-il toujours, chez eux, très-volumineux, quelquefois monstrueux, et n'augmente-t-il que très-peu par l'effet du spasme vénérien.

Au contraire, chez les jeunes gens qui n'ont fait aucun emploi de leurs facultés physiques, le tissu spongieux de l'urètre et des corps caverneux est très-serré ; il contient peu de sang, et il est susceptible de l'érection la plus complète.

Les engorgemens variqueux de l'urètre, ont été bien observés par divers auteurs. Morgagni (1) dit avoir vu plusieurs fois des coarctations de l'urètre, produites par des vaisseaux sanguins variqueux.

____

(1) Epist. 42, art. 38.

Goulard (1) a fait aussi la même observation.

Les obstacles, dit Garangeot (2), qui viennent de la part de l'urètre ou de ses dépendances, sont, suivant les meilleurs chirurgiens, le gonflement de son tissu spongieux, lequel ne peut avoir lieu, sans qu'il y ait une dilatation variqueuse des vaisseaux qui entrent dans sa composition.

Lafaye (3) met au rang des plus grandes causes de ces rétrécissemens, le gonflement du tissu spongieux de l'urètre.

Bell (4) dit qu'il n'a pas trouvé de cause plus fréquente du rétrécissement de l'urètre, qu'une sorte de plénitude ou d'épaississement de son tissu spongieux.

J'ai eu occasion de faire ici deux observations analogues, mais c'était sur des sujets dont la mort avait été la suite d'une infiltration urineuse. Les parties génitales avaient été tellement altérées par la gangrène, qu'elles étaient dans une sorte de putréfaction. J'aper-

---

(1) Traité des maladies de l'urètre.

(2) Traité des opérations de Chirurgie, Tom. II, p. 23. Paris, 1731.

(3) Traité des opérations, par *Dionis*, 4e édit., p. 206.

(4) A system of surgery by Benjamin Bell, Tom. II.

çus cependant , dans l'un et dans l'autre cas, une grande dilatation des veines de l'urètre qui étaient , pour ainsi dire , toutes apparentes , distendues par un sang noir et épais, et dont le calibre dépassait celui d'une grosse plume à écrire. De semblables observations sont peu fréquentes.

Le traitement de ces rétentions est arrivé à un si haut degré de perfection , qu'il est rare que des personnes meurent atteintes de cette maladie. Cependant , si le témoignage des auteurs déjà cités ne suffisait pas pour démontrer la présence de ces engorgemens variqueux et de ces épaississemens du tissu spongieux , il est une autorité qui ne laisserait aucun doute là-dessus ; c'est celle du cit. Pelletan. Dans les nombreuses ouvertures qu'il a faites de sujets morts de diverses maladies , et atteints antérieurement de cette rétention , il a presque toujours trouvé que les engorgemens variqueux et les gonflemens du tissu spongieux de l'urètre étaient la principale cause de la rétention.

Il est néanmoins un Professeur , justement célèbre , qui ne croit pas ces deux causes capables de produire cette affection. Il se fonde sur ce qu'il est facile d'uriner pendant l'érection , quoique , dans ce cas , comme dans les

engorgemens dont nous parlons , il y ait af-
flux de sang dans l'urètre.

Il est vrai que dans l'érection du matin et
dans celle des vieillards l'urinement est facile.
L'érection n'est alors produite que par l'accumulation des urines dans la vessie. Celle-ci ,
par sa plénitude , comprime les vésicules séminales , et y occasionne une irritation qui
se propage jusqu'aux corps caverneux et en
produit le gonflement ; mais alors l'urètre
participe pour très-peu à l'érection.

L'urinement est encore facile lorsque l'érection n'est pas à son plus haut degré ; l'urètre
n'entrant en érection qu'après les corps caverneux , les urines n'éprouvent d'autre obstacle
qu'une diminution de grosseur dans le jet.
Mais , au moment de la plus grande violence
du spasme , ce serait en vain qu'on tenterait
d'uriner ; il faudrait , pour y parvenir , qu'il
y eût faiblesse dans le jeu des organes. Il est
des débauchés qui font alors de pareils essais ,
mais inutilement.

Ce qui arrive aux personnes qui ont un
calcul raboteux dans la vessie , est encore une
preuve directe de la rétention d'urine , par le
seul engorgement de l'urètre. Ce calcul excite
une irritation sur ce viscère , qui se propage
le long de l'urètre , sans se communiquer aux

corps caverneux. Le conduit acquiert alors une sorte d'érection permanente, et les malades éprouvent la plus grande difficulté pour rendre les urines. J'ai souvent rencontré à l'ouverture de ces sujets un engorgement variqueux des vaisseaux de l'urètre. Ainsi l'objection, ci-dessus rapportée, tombe d'elle-même.

Il est très-difficile de distinguer entr'elles les causes matérielles des rétrécissemens organiques. Souvent il n'y en a qu'une, d'autres fois il s'en présente plusieurs. Bell dit avoir rencontré fréquemment des resserremens ou contractions de l'urètre, unis à un état de plénitude ou d'épaississement de sa substance spongieuse. Je crois qu'il en était de même pour les deux observations que j'ai rapportées ci-dessus.

Quelle que soit la cause matérielle du rétrécissement, il est ordinairement unique, placé entre la vessie et le scrotum, n'occupant que deux ou trois centimètres du canal, et, par fois, qu'une partie de sa circonférence. Il produit assez souvent une déviation dans la direction de l'urètre, et augmente les difficultés qu'éprouve naturellement l'introduction des sondes.

Pronostic.

ABANDONNÉE à la nature, la maladie finirait par être mortelle ; traitée dans son début, la guérison en est facile : elle s'obtient avec plus de difficulté, et devient même impossible, si on attend que la maladie soit arrivée à son dernier période.

Ses accidens consécutifs sont la plupart curables lorsqu'ils se manifestent ; mais s'ils sont anciens, ils sont quelquefois au-dessus des ressources de l'art.

Le traitement de cette rétention et de ses accidens consécutifs est minutieux et propre à impatienter le malade : il exige, de la part du Médecin, une attention soutenue et les soins les plus assidus.

La guérison n'est jamais si complète qu'on n'ait à craindre les rechûtes ; c'est une loi commune à tous les canaux, destinés à donner passage à un fluide ou à une humeur excrémentielle, que lorsqu'une fois ils ont éprouvé un premier degré d'altération dans leur structure, il est presqu'impossible de les rendre entièrement à leur état primitif. Ainsi, les personnes qui ont eu une fistule lacrymale, c'est-à-dire, un écoulement involontaire des larmes, par un ulcère au grand angle de l'œil, déterminé par l'obstruction des voies lacrymales, conservent toujours une disposition à en être atteintes de nouveau, quelque moyen qu'on ait employé pour guérir cette fistule. Ce n'est pas, comme se le persuadent quelques praticiens, parce que la maladie était due à un vice vénérien, scorbutique, scrophuleux, etc., qui n'a pas été détruit, mais bien parce qu'il n'a jamais été possible de rendre au canal son premier état.

En effet, les canaux excréteurs sont tapissés par une membrane muqueuse, d'une nature particulière, dans laquelle circule un ordre de vaisseaux propres, et exhalant à sa surface interne une vapeur ou humeur perspirable, qui lubréfie le canal, l'entretient dans sa forme première, et empêche la cohésion de ses parois. Elle est aidée dans cette fonction par le fluide auquel le canal donne passage, et qui tend à chaque instant à en écarter les parois. Mais lorsqu'une fois il y a altération dans la structure du canal; que sa surface perspirable a perdu sa disposition primitive; que la sécrétion de l'humeur perspiratoire est troublée, l'on ferait vainement des efforts pour lui rendre ses dimensions premières ; il se rapproche plus ou moins des conduits artificiels, et la nature tend constamment à en produire l'oblittération. Nous ne saurions donc trop le répéter, les rétentions d'urine par rétrécissement de l'urètre, ont toujours une tendance à se reproduire. Il est bon de revenir de tems à autre à l'introduction des sondes et des bougies dans l'urètre. Et pour ne l'avoir pas fait, j'ai eu occasion de voir un grand nombre de malades, traités et guéris par Desault, et par d'autres grands praticiens, retomber dans un état plus fâcheux que le premier. J'ai vu même, en l'an X, un officier du génie, et tout récemment encore un homme de lettres estimable, avec lequel j'étais lié par les liens de l'amitié, être victimes des accidens consécutifs de cette cruelle maladie, après avoir été l'un et l'autre traités, en l'an III, par Choppart.

Traitement.

LE traitement de cette maladie a beaucoup varié, suivant les idées diverses qu'on s'était formées et de sa nature et de ses causes. Les anciens n'ont eu là-dessus que des idées imparfaites : ils employaient contr'elle des médicamens, tirés de toutes les classes, et dont les propriétés étaient absolument opposées.

Les modernes ont long-tems suivi la même marche ; et, faute d'idées exactes sur cette maladie, ils ont employé des traitemens inertes et souvent dangereux.

Les uns prescrivaient des boissons diurétiques, sudorifiques. purgatives, des injections d'amandes douces dans l'urètre ; d'autres se servaient de bougies appelées médicamenteuses, et dans la composition desquelles ils faisaient entrer des substances très-actives ; enfin, la plupart ont eu recours aux anti-vénériens. Cette dernière pratique avait surtout prévalu, et on ne peut se dissimuler que si elle a été abandonnée par les praticiens éclairés, il n'est que trop vrai qu'elle est encore la plus répandue. Hunter (1) a vu donner en Angleterre le mercure, dans la fausse supposition que la maladie était syphilitique. Les Hospices, les Bureaux de bienfaisance fourmillent de personnes, auxquelles, dans des circonstances semblables, on a administré ce médicament et une foule d'autres, plus aggravans qu'utiles ; et sur le grand nombre de

____

(1) A treatise on lues venerea, by John Hunter, p. 3, ch. 2.

personnes que j'ai été à même de voir, atteintes de cette maladie, il en est très-peu auxquelles on n'eût déjà fait subir un et même plusieurs traitemens anti-vénériens.

Pour faire un traitement rationel de cette rétention, il faut examiner si elle est complète, ou si elle n'est encore que dans ses deux premiers degrés.

Lorsque la rétention est complète, il y a deux indications à remplir : évacuer l'urine contenue dans la vessie, et détruire la cause qui entretient la rétention. Si la rétention est incomplète, on n'a que la seconde indication à remplir.

Une pratique vulgaire est de gorger de liqueurs les personnes attaquées de cette rétention, pour les faire uriner. Cette pratique est on ne peut plus mauvaise ; elle accélère la réplétion de la vessie et aggrave les symptômes de la rétention. Il faut, au contraire, empêcher les malades de boire, et calmer leur soif avec des tranches de citron ou avec d'autres acidules.

Une ou deux saignées, l'application des sangsues à l'anus ou au périnée, des lavemens, un bain de vapeur, etc., sont quelquefois suffisans pour faire uriner le malade ; mais le moyen le plus sûr est l'introduction d'une sonde creuse dans la vessie, opération connue sous le nom de *cathétérisme*.

Du Cathétérisme.

CETTE opération se pratique de deux manières : par-dessus le ventre et par le coup de maître.

Le malade, couché sur le bord d'un lit, la tête et la poitrine un peu élevées, les cuisses et les jambes légèrement fléchies, l'opérateur se place à sa gauche ; il saisit, entre le pouce et le doigt indicateur de la main droite, une sonde échauffée dans l'eau tiède et bien essuyée, et il en porte l'extrémité bien graissées, dans l'urètre, ayant soin de tourner la concavité de l'instrument vers le ventre du malade. Il l'introduit ensuite jusqu'à la racine du pénis, en faisant glisser et en promenant pour ainsi dire l'urètre sur la sonde, de manière que celle-ci soit dans une demi-immobilité et que l'urètre fasse presque tout le chemin. Parvenu à l'arcade du pubis, il abaisse à la fois le pénis et le pavillon de la sonde, pour que le bec de cet instrument fasse une sorte de bascule, franchisse les portions membraneuse et prostatique de l'urètre, et pénètre dans la vessie ; telle est l'opération du cathétérisme par-dessus le ventre.

Desault voulait qu'on se servît de sondes presque droites pour cette opération ; mais elle se pratique avec plus de facilité lorsqu'elles ont une courbure proportionnée à celle qu'affecte le canal, dans les différens âges et dans les différens individus.

Quelquefois l'instrument, sur-tout lorsqu'il est froid, occasionne dans l'urètre des resserremens spasmodiques, qui l'arrêtent dans son passage ; ils ne sont pas d'une longue durée, et cessent communément après quelques minutes.

Souvent la sonde est arrêtée par les différens rétrécissemens qui se trouvent dans l'urètre ; ceux-ci présentent des obstacles toujours croissans. Avec une grande habitude de sonder, de la patience, de la dextérité, des essais méthodiques et réitérés, on parvient ordinairement à les surmonter. On propose, dans ce cas, de faire exécuter un mouvement de vrille à la sonde, en la faisant tourner sur son axe, en même tems qu'on la pousse contre la résistance, pour que son extrémité, dirigée en tous sens, rencontre plus facilement la petite ouverture de l'urètre et en produise mieux la dilatation.

De légères frictions au périnée, et l'intro-

duction d'un doigt bien graissé dans le fondement, peuvent faciliter le passage de la sonde
dans les portions membraneuse et prostatique
de l'urètre. On peut voir au reste tout ce qui
est relatif à cette opération, dans un ouvrage
de M. Sabatier (1), où elle est décrite avec une
exactitude dans les détails, qui caractérise les
productions de ce respectable praticien.

Le cathétérisme, par le coup de maître, ne
diffère du précédent qu'en ce qu'il faut tourner la convexité de la sonde vers le ventre du
malade. On introduit ensuite l'instrument jusqu'au col de la vessie ; on lui fait décrire alors
un demi-cercle, ainsi qu'au pénis, en faisant
en sorte que le bec de la sonde devienne le
centre de mouvement, et ne fasse que tourner sur lui-même. On baisse la main qui tient
la sonde, pour que celle-ci pénètre dans la
vessie.

Ce procédé est défectueux ; il alonge l'opération, la rend plus douloureuse et plus difficile ; mais il est des cas où l'on s'en sert avec
succès, lorsqu'on a fait de vaines tentatives
pour sonder avec le précédent.

Le cathétérisme paraît une opération sim-

____

(1) De la Médecine opératoire : Paris, an IV.

ple au premier aspect, mais il ne l'est pas du
tout dans l'exécution : il fait souvent le désespoir des meilleurs praticiens. Il est une certaine dextérité, qui ne s'acquiert que par une
longue habitude d'opérer, et ne peut être
transmise par des préceptes. L'on ne saurait
trop recommander aux personnes qui veulent
le pratiquer à s'y exercer long-tems dans les
amphithéâtres, avant de le tenter sur le vivant.

Il arrive quelquefois que, malgré toute
l'habileté de l'opérateur, la coarctation des
parois de l'urètre, et les vives douleurs qu'occasionne le cathétérisme, ne permettent pas
de continuer cette opération sans de grands
dangers pour le malade ; dans ce cas, il est
des praticiens qui se font un point d'honneur de pénétrer dans la vessie, quels que
soient les obstacles qu'ils aient à surmonter.
Pour cela, ils ne redoutent pas même de faire
de fausses routes, et ils arrivent dans la vessie
par son bas-fond. Cette manière d'agir peut
quelquefois ajouter à leur réputation, mais
elle est blâmable : elle occasionne des con-
tusions, des déchirures au canal et des désordres dans les parties voisines, dont il est
impossible de calculer les effets. M. Cullerier,
rapporte, dans ses Cours, l'histoire de deux

personnes qui moururent d'une inflammation, produite par des efforts trop violens
pour les sonder. J'ai vu moi-même, au commencement de l'an XIII, un malade sur les
bords de la tombe, par les manœuvres d'un
chirurgien, qui avait tenté le cathétérisme à
mon insçu. Il vaut bien mieux suspendre une
opération que de la rendre funeste : le but
unique d'un honnête praticien doit toujours
être l'avantage du malade.

Il faut faire tous ses efforts pour sonder, ne
pas se laisser décourager par des obstacles
qui cèdent souvent à des essais réitérés, d'autant plus que les moyens qu'on peut employer
alors ne diminuent pas les difficultés, et qu'il
faudra les surmonter tôt ou tard. Néanmoins,
si l'on ne peut pas introduire la sonde dans la
vessie, que l'introduction d'une bougie dans
l'urètre, aussi loin qu'elle peut aller, ainsi
que les autres moyens déjà indiqués, ne par-
viennent pas à faire uriner le malade, et que
les symptômes soient d'ailleurs très-urgens, il
faut donner issue aux urines, en faisant une
ouverture artificielle à la vessie, au moyen de
la ponction, opération qui se pratique en
trois endroits : au périnée, au travers du rectum et au-dessus du pubis, d'après le procédé
du frère Côme et d'après celui de Pelletan.

De la ponction au périnée.

LE malade situé comme pour l'opération de la taille, on pratique cette ponction en plongeant un trois-quarts droit, long de deux décimètres, dans le milieu d'une ligne qui, partant de la tubérosité de l'ischion, se terminerait au raphé, environ cinq millimètres devant la marge de l'anus.

On conduit d'abord l'instrument, suivant la direction d'une ligne parallèle à l'axe du corps, et l'on en incline légérement le manche vers le raphé, pour que sa pointe s'écarte en dehors et ne traverse pas la prostate, en pénétrant dans la vessie.

Le défaut de résistance qu'éprouve le trois-quarts, et la sortie des urines le long de son canal, indiquent que cet instrument est entré dans la vessie; on retire alors le poinçon, les urines s'écoulent : on ferme la canule ; et on l'assujettit aux sous-cuisses d'un bandage en double T.

Le citoyen Sabatier propose de commencer l'opération, par une incision préparatoire au périnée, comme dans l'appareil latéral. Par là, dit-il, on serait plus sûr de pénétrer dans la vessie, et l'on aurait moins à craindre les infiltrations urineuses.

La peau, beaucoup de tissu cellulaire et de graisse, le muscle releveur de l'anus et la partie du bas-fond de la vessie, située sur le côté du col de ce viscère, sont les parties divisées dans cette opération.

Si cette ponction présente quelques avantages, comme d'être faite vers le lieu le plus déclive de la vessie, et de donner aux urines un écoulement facile, ils sont effacés par de nombreux inconvéniens : la position qu'on donne au malade est fatigante ; on n'est pas sûr de pénétrer dans la vessie ; le lieu par où l'on y pénètre est incertain, on risque de percer le rectum, la prostate, les vésicules séminales, les urétères, quelque vaisseau sanguin considérable, et le malade ne peut ni marcher, ni rester assis, tant que la canule demeure en place. Aussi ce procédé n'est-il indiqué que par quelques auteurs, qui vraisemblablement n'ont pas été à même de le mettre en usage. Et je doute que, d'après la diminution en volume de la vessie, qui a lieu constamment dans cette maladie, il ait pu jamais réussir ; il doit donc être relégué au nombre de ceux dont on ne parle que pour l'historique de l'art.

De la ponction par le rectum.

La ponction par le rectum est due à Flu-rant : elle consiste à s'assurer de la plénitude de la vessie, au moyen du doigt indicateur de la main gauche, porté le plus haut possible dans le rectum, à diriger un trois - quarts courbe le long de ce doigt, et à percer le rectum et la vessie vers le milieu de l'endroit où ils sont adossés l'un à l'autre. On permet l'écoulement des urines en retirant le poinçon du trois-quarts ; on fixe ensuite la canule avec des rubans ; un vase, placé sous le malade, sert à recevoir les urines à mesure qu'elles s'écoulent.

Cette ponction est peu douloureuse, l'écoulement des urines est facile ; elle a souvent été employée avec succès. Cependant, elle offre plusieurs inconvéniens. Pour arriver à la vessie, il faut porter trop profondément le trois-quarts dans le rectum ; on a à craindre la lésion des vésicules séminales de la prostate, du trigone vésical, ou de quelque vaisseau hémorrhoïdal, la canule gêne le malade, s'il a des besoins naturels à satisfaire ; elle est très-sujette à abandonner la vessie ; son séjour dans ce viscère peut y occasionner des points gangreneux, enfin elle produit quelquefois une communication permanente entre la vessie et le rectum.

Bonn, dans le quinzième volume de la bibliothèque chirurgicale de Richter (1), en a rapporté depuis peu une observation. C'est celle d'un homme de soixante ans, auquel on fit la ponction par le rectum, dans une rétention par rétrécissement de l'urètre. La canule sortit accidentellement, au bout de quelques jours, sans qu'on fît de tentatives pour la replacer, et il s'établit une communication permanente entre la vessie et le rectum. Les urines s'accumulaient dans celui-ci et s'écoulaient par le fondement. Cette communication dura dix ans, et ne cessa qu'à la mort du malade.

Quoique cette ponction soit recommandée par des auteurs infiniment estimables, qu'elle ait été pratiquée avec succès dans d'autres rétentions, par Flurant, Pouteau, Hamilton et autres, d'après les inconvéniens que j'ai exposés, je ne balancerais pas à lui préférer les suivantes, et surtout le procédé de Pelletan.

____

(1) *Voyez* la Bibliothèque Germanique, Médico-Chirurgicale, par les cit. *Brewer* et *de la Roche*; Tom. V, pag. 417. Paris, ventose an 9.

De la ponction au-dessus du pubis, d'après le procédé du frère Côme.

ELLE se pratique avec un trois-quarts courbe, cannelé à la partie convexe du poinçon, et d'une longueur proportionnée à l'embonpoint du malade.

Celui-ci peut être debout, ou couché sur le bord du lit. Le chirurgien s'assure de la plénitude de la vessie; il porte le doigt indicateur de la main gauche sur le lieu qu'il veut percer, puis, avec l'autre main, il plonge le trois-quarts, bien graissé, à quatre centimètres au-dessus du pubis, en plaçant l'instrument, de manière que sa concavité soit tournée vers le pubis. Dès que le trois-quarts n'éprouve plus de résistance, et qu'on juge, par l'écoulement des urines le long de sa cannelure, qu'il a pénétré dans la vessie, il faut retirer le poinçon, assujettir la canule au ventre du malade, en fermer l'ouverture, et faire sortir les urines d'heure en heure.

Dessault avait modifié cette manière d'opérer. Il substituait au poinçon une seconde canule, d'égale longueur et grosseur, dont l'extrémité était perforée de deux ouvertures latérales, elliptiques, et semblables à celles des sondes ordinaires.

5

Ce procédé est d'une exécution facile, très-peu douloureux, et n'expose qu'à la lésion de quelques vaisseaux peu considérables.

On avait proposé, pour la rendre plus sûre, de faire, au-dessus du pubis, une incision préparatoire, de cinq centimètres de long, pour mettre la vessie à nu ; mais cette incision est inutile, puisqu'on peut percer, d'un seul coup, la peau, les muscles et la vessie ; elle est douloureuse et produit une suppuration, dont le pus peut fuser dans le tissu cellulaire du bassin, et même jusqu'au scrotum.

On a fait, contre cette opération, plusieurs objections, comme d'occasionner des épanchemens d'urine dans l'abdomen et dans le bassin ; mais il suffit d'avoir quelques notions exactes d'anatomie, pour savoir que la vessie est appliquée immédiatement sur les muscles droits ; que lorsque ce viscère est distendu par les urines, il refoule en haut et en arrière le péritoine, sous lequel il se développe, et que la pointe du trois-quarts ne peut pas pénétrer dans l'abdomen. Il ne peut pas y avoir non plus d'épanchement dans le bassin ; la vessie embrasse si étroitement la canule, qu'il n'y a aucune issue pour les urines. L'expérience démontre, en outre, que les bords de la plaie de la vessie contractent des adhérences avec l'abdomen , peu de jours après l'opération , et qu'ils s'opposent à des épanchemens ultérieurs.

Elle a été pratiquée, avec un grand succès , par Noël, Dessault , et autres , et c'est la plus généralement adoptée.

Le citoyen Pelletan lui a donné un degré de perfection de plus , propre à en assurer la réussite.

Procédé de Pelletan.

LE malade , couché au bord d'un lit , la tête et la poitrine un peu élevées , les cuisses légérement fléchies , le chirurgien s'assure , comme dans le procédé du frère Côme , de la plénitude de la vessie , et il plonge un trois-quarts droit , de cinq centimètres de long , à la partie inférieure et moyenne de la ligne blanche , trois centimètres au-dessus du pubis. Il retire le poinçon du trois-quarts et lui substitue une sonde de gomme élastique. Il donne issue aux urines , retire la canule d'argent et laisse la sonde à demeure , autant que l'exigent les suites de la rétention , qui a nécessité l'opération.

Ce procédé ne présente pas d'autres difficultés que le précédent ; il en réunit tous les avantages et en a de particuliers : la sonde de gomme élastique peut être introduite dans la vessie, à une longueur telle qu'on n'ait pas à craindre qu'elle en soit abandonnée, ni qu'elle blesse le viscère. On peut la laisser à demeure tout le tems nécessaire pour la désobstruction de l'urètre. L'irritation qu'elle occasionne est si peu considérable, qu'il se développe rarement des mouvemens fébriles. Jamais elle ne détermine dans le trajet qu'elle parcourt, ni inflammation, ni suppuration, ni les points gangreneux, produits par les sondes de métal. Le praticien ne doit pas hésiter à le mettre en usage, lorsque la ponction est impérieusement commandée, circonstance infiniment rare, au surplus, attendu qu'avec de la persévérance et l'emploi bien dirigé des moyens déjà indiqués, on parviendra presque toujours à remédier aux symptômes les plus urgens et à faire uriner le malade.

Opération de la boutonnière.

IL est des opérations vieillies, abandonnées, évidemment mauvaises et rejetées par les meilleurs praticiens, qu'on ne se lasse pourtant pas de reproduire : telle est celle de la boutonnière, qu'un auteur très-estimé vient de retirer, tout récemment de l'oubli, et dont Desault avait fait voir les nombreux inconvéniens. On la propose pour remplacer la ponction, et pour contribuer à la cure radicale de la rétention.

Entre plusieurs manières de faire cette opération, qu'ont suivies tour-à-tour les praticiens, on indique actuellement la suivante : faire une incision sur l'urètre, au-delà du rétrécissement, permettre l'écoulement des urines par l'ouverture de la plaie, et fendre ensuite, avec un bistouri, la portion de l'urètre coarctée, pour que les bougies et les sondes puissent franchir le rétrécissement.

S'il était possible d'introduire un cathéter dans l'urètre, pour servir de guide et de point d'appui à l'instrument tranchant, l'opération serait aisée ; mais comme ce n'est qu'au cas où cette introduction est impraticable, qu'on a besoin de la boutonnière, l'opération est d'une exécution difficile, et peut donner lieu à des accidens graves.

En effet, n'étant pas guidé par le cathéter, le bistouri coupe au hasard, d'où résultent souvent les plus fâcheux accidens : l'urètre, n'étant pas lui-même soutenu, fuit, sous l'instrument tranchant, et ce n'est qu'avec de grandes difficultés qu'on parvient à l'inciser. Dessault a vu des personnes très-exercées, ne pouvoir achever cette opération après l'avoir commencée. Je l'ai vue, tout récemment, deux fois tentée, par un habile praticien, sans qu'il ait pu parvenir à donner issue aux urines.

Dans le cas même où l'on pénétrerait dans l'urètre, comment porter un bistouri dans une plaie profonde et baignée de sang, pour fendre la partie rétrécie du canal ? Comment guider l'instrument ? Serait-ce avec une sonde cannelée ? Mais celle-ci ne serait pas plus capable de franchir le rétrécissement que le cathéter lui-même introduit avec méthode avant l'opération. Ainsi, sous le rapport de la destruction de la cause matérielle de la rétention, l'opération de la boutonnière est de nul effet. Elle ne pourrait être avantageuse que pour produire l'évacuation des urines, lorsque l'impossibilité de sonder le malade force d'avoir recours à la ponction ; mais alors même la difficulté et les dangers de son exécution doivent lui faire préférer cette dernière, et surtout celle qui se pratique d'après le dernier procédé que nous avons indiqué.

L'évacuation de l'urine n'est que l'indication du moment. Pour guérir la rétention, il faut remonter à la cause matérielle du rétrécissement de l'urètre, et rendre à ce canal son calibre naturel. Les procédés sont les mêmes, que la maladie soit dans ses premier, second ou troisième degrés.

Les auteurs ont proposé divers moyens contre cette rétention, tels que les anti-vénériens, les caustiques, etc., relativement aux différentes causes matérielles du rétrécissement de l'urètre. Outre qu'il n'y a pas de signes manifestes propres à les distinguer les unes des autres, ces moyens sont inutiles, dangereux et abandonnés; nous n'en parlerons pas. Il en est cependant un qui ne paraît pas avoir été mis en usage pour cette maladie, et duquel j'ai retiré de bons effets. Il consiste à faire, immédiatement après l'évacuation des urines, des injections calmantes et anodines dans la vessie, au moyen de la sonde qui y a été introduite, et à les répéter de tems à autre, pendant la durée du traitement.

On peut se servir, à cet effet, d'un peu d'eau de guimauve et d'eau de fleurs d'orange, dans lesquelles on ajoute quelques gouttes de laudanum liquide de Sydenham.

Ce moyen calme l'irritation de la vessie, et diminue le besoin de rendre les urines. Il ne faut cependant l'employer qu'avec beaucoup de modération, et l'on ne doit le regarder que comme un moyen accessoire, propre à seconder les effets du traitement, qui attaque la maladie dans son principe.

Bruninghausen, professeur à Vurzbourg, vient aussi de proposer récemmment, pour la cure radicale de cette rétention, un procédé nouveau que nous ne devons pas passer sous silence, et qui, s'il réunissait les avantages que lui attribue l'auteur, devrait, par sa simplicité, être préféré à tous les autres moyens.

Il consiste à comprimer légèrement l'urètre derrière le gland, au moment où l'on veut rendre les urines, à arrêter celles-ci dans son trajet, pendant un tems plus ou moins long, et à faire dilater ainsi le canal, par la pression qu'elles exercent sur ses parois, dans les efforts qu'elles font pour s'échapper au-dehors.

Lorsque le rétrécissement est près du col de la vessie, ce qui arrive souvent, il faut que la pression soit assez forte, pour que l'urine ne puisse sortir qu'avec difficulté, et après avoir séjourné quelque tems dans le canal, qui se dilate plus ou moins dans toute sa longueur, et par conséquent dans l'endroit rétréci.

En répétant cette opération toutes les fois qu'il a besoin d'uriner, le malade obtient peu à peu, dit Bruninghausen, tout l'effet qu'il aurait pu attendre des moyens les plus puissans, tels que les bougies et les sondes.

L'auteur propose ce moyen pour tous les cas de rétention d'urine par rétrécissement de l'urètre, et donne trois observations de guérisons obtenues par ce seul procédé.

Nous ne saurions cependant être de son opinion. Il est, en premier lieu, des cas où il y a une coarctation complette des parois de l'urètre, comme j'ai eu occasion de l'observer, et dans lesquelles ce procédé serait impuissant.

Ce procédé ne peut convenir non plus dans les cas où il y a complication de dépôts tuberculeux et de fistules, puisque l'urine, faisant effort pour s'échapper, s'écoulerait naturellement par les ouvertures fistuleuses, et ne pourrait qu'occasionner des infiltrations urineuses dans les parties voisines.

Il ne peut donc être employé que dans le premier ou second degré des rétentions. Dans ce cas même, il y a toujours une dilatation entre le rétrécissement et la vessie, et il est à craindre que l'urine ne tende plutôt à augmenter cette dilatation que la partie rétrécie du canal. Au reste, il n'y a que l'expérience qui puisse faire juger de la bonté de ce procédé, et il est connu depuis trop peu de tems pour qu'elle ait mis à même de prononcer à son égard. Quelles que soient au surplus les causes du rétrécissement, on parvient à les détruire par l'usage des bougies et des sondes de gomme élastique.

Il semblerait, d'après ce qui a été dit par Dessault, des avantages des sondes de gomme élastique sur les bougies, que les premières seules auraient dû être conservées dans la pratique, mais il n'est que trop vrai que le contraire a lieu. Les Anglais et les Allemands ne se servent guères que de bougies, et il est encore en France des professeurs, très-estimables, qui recommandent fortement leur usage, lorsqu'ils font à peine mention de celui des sondes de gomme élastique. Nous allons parler des unes et des autres, et nous mettrons le lecteur à même d'apprécier leurs avantages respectifs.

Des Bougies.

Les bougies sont des corps grêles, très-alongés, dont la grosseur, imitant la forme conique, va toujours en décroissant.

Il y en a de deux sortes : de simples et de composées. Les premières sont faites de fil de plomb passé à la filière, de corde à boyaux, ou d'une tresse de soie, enduite et imprégnée de gomme élastique. On fait les secondes avec des bandelettes de linge fin, ou des mèches de coton, trempées dans une composition emplastrique appropriée (1).

On emploie les bougies dans tous les degrés de la rétention. Après avoir fait uriner le malade, on en porte une, bien graissée, dans le canal; et, pour en faciliter l'introduction, on la tourne entre les doigts, à mesure qu'elle avance. On abaisse ensuite le pénis, pour diminuer la courbure de l'urètre; on tâche enfin de la faire pénétrer dans la vessie, au moyen de légères frictions au pé-

---

(1) Voici quelques formules de ces bougies, proposées par *Bell*, dans son Traité des maladies syphilitiques, ouvrage traduit tout récemment par M. *Bosquillon*. J'en ai fait préparer quelques-unes sous mes yeux par M. *Zanneti*, pharmacien, rue Sainte-Marguerite.

℞. Emplastr. diachyl. simpl. *uncia* iv.
Cer. puris. *uncia* jss.
Ol. oliv. opt. *drach.* iij.

℞. Emplastr. commun.
Sevi ceti, aa. *uncia* iv.
Ol. oliv. opt. *uncia* ss.
Minii, *uncia* ss. M.

℞. Emplastr. commun. *uncia* vj.
Ceræ flavæ puriss.
Sevi ceti, aa. *uncia* ij
Ol. oliv. opt. *uncia* j.
Antimon. crud. PPtt. *uncia* ss.

rinée , et de l'introduction d'un doigt dans le rectum.

On a soin de bien l'assujettir , avec un lien de coton , pour éviter que , s'enfonçant trop avant dans le canal , elle pénètre entièrement dans la vessie. Ce cas , très-embarrassant , est arrivé à Darwin et à quelques autres : il pourrait exiger l'opération de la taille. On la retire de l'urètre dès que le malade sent le besoin de rendre les urines , et on la remplace par une nouvelle , entièrement semblable à la première.

On augmente graduellement la grosseur des bougies , à mesure que la dilatation du canal le permet. Leur usage doit être continué jusqu'à ce que l'urètre ait repris son calibre naturel. Ce n'est ordinairement qu'au bout de plusieurs mois qu'elles deviennent inutiles.

La présence des bougies dans l'urètre y détermine toujours une irritation , qui occasionne une vraie blennorhagie ; c'est-à-dire , une inflammation de sa membrane interne et l'écoulement d'une matière , d'abord séreuse , puis d'une apparence puriforme.

Elles font disparaître les tumeurs ou engorgemens , s'il en existe dans les parties voisines , et rendent peu-à-peu au canal son calibre naturel , non-seulement par leur dilatation et par la compression qu'elles exercent sur ses parois, mais encore parce qu'elles laissent passer l'urine entre elles et l'urètre, ce qui produit une dilatation mécanique de ses parois sur elles-mêmes, et leur refoulement mécanique.

On a cru que les bougies composées, autrement dites médicamenteuses, avaient des propriétés relatives à la nature des substances qui entrent dans leur composition. C'est une erreur; elles n'agissent qu'à la manière des autres bougies. Elles sont au contraire nuisibles, lorsque les substances qui entrent dans leur composition sont caustiques ou très-irritantes. Elles occasionnent alors une inflammation violente de l'urètre, qui donne lieu à une suppuration abondante et se termine quelquefois par induration.

Les inconvéniens des bougies sont très-nombreux. Elles ont le désavantage de ne pouvoir qu'être difficilement introduites dans la vessie. Leur mollesse et leur flexibilité ne leur permettent pas de franchir les plus petits obstacles. On est souvent plusieurs jours à les introduire dans la vessie, encore, par fois, ne peut-on y parvenir. Si l'on veut employer quelque force, pour leur faire franchir un obstacle, elles se plient, se recourbent et s'enfoncent entièrement dans le canal , sans pénétrer dans la vessie. Leur forme conoïde fait qu'elles dilatent l'entrée du canal , tandis qu'elles agissent à peine sur ses portions membraneuse et prostatique , parties qui, souvent, ont le plus besoin d'être dilatées. Un plus grand inconvénient encore , c'est l'obligation où l'on est de les retirer quand le malade veut uriner , et par fois l'impossibilité d'en introduire de nouvelles. Ajoutons à cela les désagrémens qui résultent pour le malade de ces introductions réitérées et les frais qu'elles occasionnent , puisque les mêmes bougies ne peuvent servir qu'une fois , et qu'il en faut jusqu'à quatre par jour.

Sondes de gomme élastique.

Les sondes de gomme élastique sont faites , de même que les bougies élastiques , d'une tresse solide de soie , enduite et recouverte d'une couche de gomme élastique.

Il faut rendre cette justice au cit. Bernard , leur inventeur ; c'est lui qui les a portées à leur plus haut degré de perfection , et c'est encore chez lui qu'on trouve les meilleures.

Elles s'emploient , comme les bougies , dans tous les degrés de la rétention. On se sert d'abord des plus minces , et on les introduit, après les avoir bien graissées, de la même manière que les autres sondes.

On les laisse cinq à six jours dans la vessie, et même dix à douze, à moins qu'elles ne soient trop incommodes pour les malades. On les retire alors pour les essuyer et enlever les incrustations calculeuses qui pourraient s'être formées sur leurs parois. On les remplace par des sondes, toujours plus grosses, jusqu'à ce que le canal ait repris ses dimensions ordinaires.

Les sondes occasionnent, de même que les bougies, une inflammation de la membrane interne de l'urètre, et l'écoulement d'une mucosité abondante. Elles dilatent l'urètre, non-seulement par leur pression continue sur ce canal, mais encore par les efforts que font les urines pour passer entre ses parois et l'instrument.

Les avantages des sondes sur les bougies sont immenses : leur introduction est bien moins difficile, elles sont aussi moins sujettes à faire de fausses routes, leur solidité fait qu'elles ne plient pas, et qu'elles peuvent surmonter des obstacles qui auraient arrêté les bougies. Elles sont susceptibles, d'ailleurs, de recevoir le degré de courbure qu'on juge à propos de leur donner.

Une fois introduites dans la vessie, il n'est pas nécessaire de les retirer lorsque le malade veut uriner. On peut, au contraire, les y laisser plusieurs jours de suite. Le calibre du canal étant alors augmenté, on les introduit de nouveau avec facilité, et on les remplace par des sondes plus grosses.

Dans le cas où l'on craindrait d'éprouver quelqu'obstacle, on peut se servir de sondes ouvertes par les deux bouts, dans lesquelles on met un stylet très-long, qu'on enfonce dans la vessie, l'étendue d'un ou deux centimètres. On retire seulement la sonde et on en replace une nouvelle, en la faisant couler le long du stylet.

Les sondes, étant par tout d'une grosseur égale, agissent uniformément sur tous les points du canal. On n'a pas à craindre qu'elles se rompent comme les bougies ; elles peuvent servir un très-grand nombre de fois, et trois ou quatre suffisent pour un traitement complet. Aussi sont-elles généralement adoptées dans les Hospices de Paris, et par tous les praticiens de bonne foi, chez lesquels l'habitude des anciens procédés ne l'emporte pas sur l'amour sincère des progrès de leur art.

Il est un cas, néanmoins, où l'on peut se

servir avec avantage des bougies ; c'est lorsque l'urètre est si rétréci, que les sondes les
plus minces ne peuvent y pénétrer. Les bougies de corde à boyau sont alors utiles. Etant
plus lisses que les sondes, elles éprouvent
moins de difficultés dans leur introduction ;
et, comme elles ont la propriété de se dilater
et d'augmenter considérablement de volume,
elles sont un moyen préparatoire pour l'introduction des sondes. On peut aussi tenter,
dans ce cas, les bougies emplastiques, parce
que leur extrémité étant molle, flexible,
très-amincie, produit une irritation légère
sur le canal, se modèle peu-à-peu dans sa
cavité, la dilate insensiblement, et finit par
pénétrer là où les sondes et où les bougies
de corde à boyau n'auraient pu parvenir ;
mais du moment où l'on a franchi l'obstacle,
et qu'on est parvenu jusques dans la vessie,
il faut toujours leur substituer les sondes.
Quelques personnes les redoutent, comme
gênant davantage les malades ; mais c'est une
erreur. Lorsque ceux-ci les ont portées quelques jours, elles les incommodent moins que
les bougies, et ils peuvent vaquer à leurs
affaires ; je donne des soins en ce moment à
un capitaine d'artillerie, qui fait tous les six
jours l'allée et la venue de Versailles, pour se

faire introduire la sonde de gomme élastique, et qui la porte dans ces deux voyages, malgré le cahottement de voitures mal suspendues, sans en être beaucoup incommodé.

L'usage non interrompu des sondes, pendant deux ou trois mois, suffit ordinairement pour rendre à l'urètre son calibre naturel : il est bon d'y revenir de tems à autre, afin de prévenir les rechûtes.

Moyens auxiliaires.

Les médicamens tant internes qu'externes ne sont pas d'un grand effet. Leur usage cependant ne doit pas être négligé. Ils sont des moyens auxiliaires très-efficaces, quelquefois même indispensables pour la guérison de la maladie.

Lorsque la rétention est dans ses premier et second degrés, il arrive que les malades, n'en étant pas fortement incommodés, ne veulent pas s'astreindre à en tenter la cure complette. Des occupations majeures peuvent même ne pas le leur permettre. Il faut alors, par des palliatifs, diminuer leur incommodité, et en retarder autant que possible les progrès. On y parvient en calmant l'irritation de la vessie, produite par les obstacles qu'elle éprouve à l'évacuation de l'urine, d'où résulte une diminution dans la fréquence de ses contractions et des envies d'uriner qui en sont la suite.

On emploie à cet effet, 1°. la saignée du bras ou du pied, et mieux encore l'application de huit à dix sangsues au fondement ou au périnée. Elles dégorgent les vaisseaux veineux des parties environnantes, détruisent la tension, la douleur de ces parties, et rendent le canal plus libre. Ce moyen est énergique. Je l'ai vu employé seul, faire cesser pendant deux mois, tous les symptômes de la rétention.

2°. Les bains tièdes, les fomentations émollientes ; les bains de vapeurs dirigés vers l'anus et le périnée.

3°. Des boissons adoucissantes et calmantes, comme des infusions de fleurs de mauve et de coquelicot, dans lesquelles on ajoute des syrops de guimauve, de thussilage, de nénuphar, etc., des émulsions, des loochs, des juleps, etc.

Il faut aussi faire prendre au malade, à son coucher, deux ou trois grains d'extrait d'opium, quelques grains de camphre dans des pilules ; ce dernier paraît avoir surtout une action spécifique sur la vessie, et diminuer beaucoup son irritation.

On ne doit pas omettre les lavemens émolliens. Ils entraînent avec eux les matières qui,
accumulées dans les intestins, deviennent des
irritans pour la vessie, et font en même tems
l'office d'un bain local, très-propre à modérer
l'irritation. Pour les rendre plus efficaces, on
peut, de tems à autre, y ajouter un demi-
gros de laudanum liquide de Sydenham.

Traitement des complications.

Lorsque le rétrécissement organique est
compliqué d'une inflammation de l'urètre, il
faut, avant de traiter le rétrécissement, remédier à l'inflammation par la saignée, par
des bains locaux ou de vapeurs, des cata-
plasmes émolliens, et par tous les moyens,
vulgairement désignés sous le nom d'*antiphlogistiques*.

S'il est compliqué d'une affection spasmodique du canal, c'est contre cette affection
qu'il faut diriger tous les moyens. On la traite
par des fomentations chaudes, émollientes et
anodines, par l'application sur les parties
affectées d'un mélange de trois parties de
laudanum et d'une d'éther, par quelques
grains d'extrait d'opium, quelques gouttes
de laudanum données à l'intérieur, par tous
les anti-spasmodiques connus.

Enfin, lorsque le rétrécissement organique est compliqué d'un rétrécissement produit par une maladie étrangère au canal, et qui en comprime les parois, il faut détruire, s'il est possible, cette maladie, et traiter en même tems le rétrécissement organique par les moyens que nous avons indiqués.

Il est encore une complication qui me paraît devoir fixer l'attention des praticiens, et qui n'a pas été assez remarquée, celle du catarrhe de la vessie.

Je fus appelé, au mois de germinal dernier, dans le département de la Corrèze, auprès d'un malade, atteint depuis plusieurs mois d'envies fréquentes de rendre les urines; leur jet avait diminué de grosseur et se contournait en spirale; quelquefois même elles ne coulaient que goutte à goutte. Elles étaient ordinairement troubles et déposaient un mucus blanchâtre, d'aspect et de consistance puriformes.

La maladie avait été précédée de grands excès dans les boissons spiritueuses, les plaisirs vénériens, et de plusieurs maladies syphilitiques. Elle avait fait chaque jour des progrès, et avait réduit le malade à un marasme affreux.

Plusieurs hommes de l'art avaient, à diverses

reprises , été réunis ; mais ils n'avaient pu déterminer cette affection , et l'attribuant à une décomposition d'humeurs , ils abandonnaient le malade à une mort certaine.

Ayant reconnu , d'après les symptômes précédens , la complication d'un rétrécissement organique avec un catarre chronique de la vessie , j'introduisis une sonde d'argent dans l'urètre ; j'éprouvai un premier obstacle à quatre centimètres du gland , un second plus considérable vers la portion membraneuse , et pour le surmonter , je fus obligé d'avoirr ecours au tour du maître , précédemment décrit.

La vessie était tellement contractée , et comprimait si fortement la sonde , que je pouvais à peine la mouvoir.

Je fis faire , dans le viscère , des injections avec une liqueur , composée d'eau de guimauve , d'eau de fleurs d'orange et de teinture d'opium.

A la sonde d'argent , j'en substituai ensuite une de gomme élastique , que je fis laisser à demeure , ayant prescrit de la renouveler tous les six jours et d'en suspendre l'usage pendant trois ou quatre , lorsqu'irritant trop la vessie par sa présence , elle y déterminerait une trop grande secrétion de mucus.

Je fis continuer tous les deux jours les injections calmantes, appliquer quelques sangsues au périnée, pour dégager les vaisseaux hémorrhoïdaux et un vésicatoire à la cuisse, afin de déterminer une révulsion utile. Le malade fut mis à l'usage des sucs apéritifs, tels que celui de chicorée et de bourrache, unis au petit lait; et il a été rétabli en moins de trois mois.

Le traitement que j'ai suivi, est aussi celui que j'indiquerais en pareille circonstance ; il doit cependant varier, suivant que le catarre est aigu ou chronique, et suivant les variétés de l'un et de l'autre. Mais c'est à l'homme de l'art à déterminer les modifications. Il nous suffit d'avoir fixé l'attention sur cet objet.

Des accidens consécutifs ou concomitans.

Ces accidens sont : la dilatation de la portion de l'urètre, située entre le col de la vessie et le rétrécissement ; l'épaississement et l'accroissement des forces de la vessie ; la dilatation des urétères et des bassinets des reins, l'impuissance, les hématuries, les fausses routes, les dépôts urineux et les fistules urinaires.

De la dilatation de la portion de l'urètre, située entre la vessie et le rétrécissement.

Les urines, poussées par l'action de la vessie, et ne pouvant surmonter l'obstacle produit par le rétrécissement, dilatent peu-à-peu la portion de l'urètre située entre le col de la vessie et le rétrécissement, augmentent l'épaisseur de ses parois, et, si l'obstacle est trop persistant, lui font perdre son ressort. Il se forme dans ce canal une poche où séjournent les urines.

On reconnaît cette dilatation à la difficulté d'uriner qui l'a précédée, à la diminution dans la longueur du jet, et à la tumeur qui se forme le long de l'urètre avant la sortie des urines, tumeur qui subsiste encore après leur écoulement et ne disparaît que lorsqu'on la comprime, pour en faire sortir le liquide qu'elle contient.

Les moyens propres à combattre le rétrécissement organique, surtout l'usage des sondes de gomme élastique, suffisent pour guérir cette dilatation.

Les urines, passant par la sonde, et ne s'accumulant pas dans la poche formée par l'urètre, celle-ci, irritée par la présence de l'instrument, reprend son ressort, revient sur elle-même et s'efface entièrement.

De l'épaississement et de l'accroissement des forces de la vessie.

C'EST une propriété, je crois, inhérente aux muscles creux, d'augmenter en parties constituantes et de prendre des forces, en raison des obstacles qu'ils éprouvent à leur contraction.

C'est ainsi qu'on voit le cœur, dans les anévrysme de cet organe, prendre de l'accroissement dans ses forces et dans son épaisseur, en raison de la gêne qui peut exister dans la circulation, par l'effet de l'ossification de quelqu'une de ses valvules, ou par quelqu'altération dans le systême artériel (1).

C'est ainsi que les plans musculeux de la matrice se prononcent davantage, et que leurs forces vont toujours croissant, depuis le moment de la conception jusqu'à celui de la dilatation du col de la matrice et de l'entière expulsion du fœtus.

La vessie jouit éminemment de cette faculté. Les rétrécissemens de l'urètre occasionnent

-----

(1) *Corvisart*, Essai sur les lésions organiques du cœur: Paris, 1806.

une stase plus ou moins grande de l'urine dans sa cavité. Elle y excite une irritation qui détermine les contractions répétées de ce viscère, une augmentation en force et en épaisseur de ses tuniques, et une diminution dans sa capacité. J. Hunter dit avoir vu des vessies dont la tunique musculeuse avait plus de trois centimètres d'épaisseur, et dont les faisceaux étaient si forts, qu'ils formaient des rides dans ce viscère. J'en ai rencontré deux semblables. Leur cavité était si rétrécie qu'elle aurait à peine pu contenir un double décilitre de liquide.

Cet épaississement de la vessie et cet accroissement en forces et en épaisseur, sont d'autant plus marquées que la rétention passe avec plus de lenteur par ses trois degrés. Ils se reconnaissent par la violence et la fréquence des envies d'uriner qu'ils occasionnent ; par la dureté de la tumeur que la vessie fait au-dessus du pubis, et par le peu de liberté qu'elle donne à la sonde, lorsqu'on l'introduit dans sa cavité.

Ces accidens n'exigent aucun moyen particulier ; ils cessent, peu à peu, par la guérison de la rétention. On peut cependant entretenir le ventre libre, appliquer des sangsues au périnée, donner des lavemens adoucissans et narcotiques, des grains d'extrait d'opium à l'intérieur, afin de calmer l'irritation de la vessie et de diminuer sa force contractile. On prescrit au malade un régime approprié et de la modération dans ses exercices, en raison de cette irritation.

De la dilatation des urétères et des bassinets des reins.

LES urétères et les bassinets des reins sont susceptibles d'éprouver une grande dilatation, par l'effet d'une rétention par rétrécissement organique de l'urètre.

L'urine, ne pouvant être transmise hors de la vessie, s'y accumule, et reflue ensuite dans les urétères, dont elle produit peu à peu la dilatation, jusqu'à leur faire égaler la grosseur des petits, ou même des gros intestins (1). Elle remonte dans les bassinets des reins, dans les reins mêmes, et leur donne un volume double ou triple de celui qu'ils ont dans l'état naturel.

Cette dilatation et très-commune ; elle fait disparaître l'obliquité d'insertion des urétères dans la vessie, ainsi que l'espèce de valvule, qui se remarque à leur orifice dans ce viscère.

____

(1) *Morgagni*, épit. 42.

Morgagni dit avoir trouvé ces conduits plus épais et plus compactes qu'ils ne le sont ordinairement (1). J'ai fait moi-même plusieurs fois cette observation.

Il n'y a de signes certains, ni de la dilatation des urétères, ni des bassinets des reins. On ne peut la sentir à travers les parois de l'abdomen, et elle ne produit jamais de tumeur à l'extérieur. Il est possible néanmoins de la reconnaître, lorsqu'en portant, dans la vessie, une sonde de métal, on s'aperçoit qu'elle dépasse le viscère et qu'elle jouit d'une grande liberté dans les urétères. Ce cas est rare; je n'en connais, dans les auteurs, que deux observations, particulières au citoyen Pelletan, et rapportées par Choppart (2).

Il est difficile que lorsque l'urétère a pris une dilatation trop disproportionnée à son calibre naturel, il y revienne jamais. Cependant si, rendues à leur libre cours, les urines ne s'accumulent plus dans sa cavité, il est probable qu'elle reprendra peu à peu son ressort, et que l'urétère se rapprochera de son état primitif. Il n'en résulte, au reste, que très-peu d'incommodités pour le malade,

---

(1) *Ibid.*

(2) Traité des maladies des voies urinaires.

puisqu'on a très-souvent rencontré cette dilatation après la mort, quoique les personnes n'en eussent éprouvé aucun symptôme pendant la vie (1).

De l'impuissance.

L'IMPUISSANCE est un accident très-fréquent de la rétention dont nous parlons, mais elle n'en est pas une suite nécessaire.

Elle peut arriver toutes les fois que le rétrécissement est placé entre l'insertion des conduits séminifères et l'extrémité de l'urètre. Les malades éprouvent le spasme vénérien comme à l'état sain, mais le rétrécissement présente à la liqueur séminale un obstacle insurmontable, qui la force de refluer dans la vessie, ou de s'écouler lentement par la compression de l'urètre, sans former de jet. Ce qui l'empêche ainsi de remplir le vœu de la nature.

Cette affection n'exige aucun traitement particulier. Elle cesse par le rétablissement du canal dans son état primitif. J'ai vu plusieurs malades qui ont eu des enfans depuis la guérison de leur maladie, tandis qu'ils en avaient été privés pendant qu'elle avait lieu.

____

(1) *Desault*, Journal de Chirurgie, tom. I, p. 125.

Des hématuries.

Les personnes atteintes de la rétention, qui fait l'objet de nos recherches, éprouvent ordinairement vers son commencement des écoulemens d'un sang noir, pur ou mêlé d'urine, qui précèdent ou suivent l'écoulement, et calment les symptômes de la maladie. Ces écoulemens ont été peu remarqués des praticiens ; sans doute qu'ils les regardaient comme indépendans de la maladie. Ils en sont cependant un symptôme assez constant ; on les observe fréquemment dans son premier degré, moins dans le second, et ils finissent par se supprimer lorsqu'elle est ancienne.

Ils paraissent, la plupart du tems, avoir leur origine dans l'urètre lui-même, et tenir à l'état variqueux des vaisseaux qui se distribuent dans sa membrane interne, vaisseaux qui se déchirent au commencement de la maladie, s'oblittèrent ensuite, et n'exercent aucune fonction lorsque la membrane, très-altérée dans sa structure, commence à se racornir.

Ces écoulemens n'exigent aucun soin particulier. Ils sont ordinairement favorables ; et on peut les prévenir en dégorgeant les vaisseaux hémorrhoïdaux, par le moyen des sangsues.

Des fausses routes.

SOUVENT, lorsqu'on veut forcer les obstacles que présente l'urètre à l'introduction d'une sonde ou d'une bougie, la membrane interne de l'urètre est trop distendue ; elle se crève, et l'instrument se fraie, dans les parties voisines, une voie contre nature, connue sous le nom de fausse route.

Ces fausses routes sont très-communes dans la pratique. Quelquefois il n'y en a qu'une dans le même individu ; d'autres fois on en rencontre plusieurs. Le cit. Tartra conserve, dans l'esprit de vin, la pièce anatomique du malade, dont j'ai donné l'observation, p. 18, qui en avait sept à huit.

Lorsque la fausse route commence vers le milieu de la partie bulbeuse de l'urètre, l'instrument glisse dans la substance spongieuse de ce canal, entre ses membranes muqueuse et fibreuse, et il suit une direction parallèle à celle du pénis. Il s'en écarte, au contraire, lorsqu'elle commence vers la courbure de l'urètre, ou un peu après ; il s'enfonce dans le tissu cellulaire du périnée, entre la vessie et le rectum. Quelquefois il pénètre dans cet intestin ou dans la vessie par son bas-fond.

Le citoyen Vareliaud m'a communiqué une observation du premier cas, et le deuxième est très-fréquent.

Les fausses routes peuvent donner lieu à des inflammations, à des dépôts urineux et à des fistules urinaires ; mais le plus souvent elles ne produisent aucun accident ; elles ne sont alors qu'un nouvel obstacle à l'introduction, dans la vessie, des bougies ou des sondes, qui s'engagent plutôt dans la fausse route que dans les courbures du canal.

On a proposé, dans le cas des fausses routes, et pour les mettre à découvert, de fendre l'urètre, sur leur trajet, l'espace de quatre ou cinq centimètres : cette opération est inutile et dangereuse. Il faut, au contraire, si elles sont simples et sans accidens, les abandonner à la nature, et laisser écouler plusieurs jours, avant de tenter l'introduction des sondes ou des bougies, afin de leur donner le tems de se fermer. Lorsqu'il s'est formé des dépôts urineux et des fistules urinaires, on les traite comme nous indiquerons plus bas.

Des dépôts urineux.

L'OBSTRUCTION partielle ou totale de l'urètre, et les efforts des malades pour uri-

ner , donné souvent lieu à une distension
considérable de sa membrane interne , à sa
rupture , et à l'effusion des urines hors de
leurs voies naturelles ; il en résulte une inflammation dans les parties voisines , et des
tumeurs connues sous le nom de dépôts
urineux.

Ces dépôts sont ordinairement situés au
scrotum , au périnée , ou au pénis. On les
retrouve quelquefois aux aines , à la partie
moyenne et inférieure des cuisses , etc.

Leur volume varie relativement à l'intensité de leur cause.

Lorsque l'ouverture de la membrane interne est petite , et ne laisse échapper que
quelques gouttes d'urine , celle-ci ne détermine dans les lieux voisins qu'une irritation
médiocre ; il s'y forme de petits boutons
inflammatoires, qui s'ouvrent à la longue ,
suppurent et se convertissent en fistules urinaires.

L'ouverture de la membrane interne est-
elle plus considérable , les urines s'infiltrent
davantage , elles s'accumulent dans des kystes
particuliers , se portent vers les aines , la
partie interne des cuisses , ou remontent aux
hypocondres et jusqu'aux parties latérales de
la poitrine. Elles occasionnent , par leur pré-

7

sence , une inflammation considérable et des dépôts circonscrits, saillans, douloureux, avec changement de couleur à la peau , désignés sous le nom de dépôts urineux et flegmoneux. .

Enfin , lorsque la crevasse de l'urètre est telle que les urines s'infiltrent avec facilité , l'inflammation qui en résulte dans les parties environnantes , est extrêmement violente. La peau devient œdémateuse , luisante et d'un brun violet ; elle présente une sorte de crépitation. Il se forme des escarres gangréneux , des ulcères d'une mauvaise nature , qui s'agrandissent à vue d'œil , et desquels il résulte une humeur sanieuse , d'une odeur urineuse et fétide. L'appareil est mouillé par les urines. Les dépôts portent alors le nom d'infiltrations urineuses et gangréneuses.

Les dépôts urineux, produits d'une rétention par rétrécissement organique de l'urètre , se distinguent des autres espèces de dépôts, par la présence de la rétention qui les a précédés, par leur apparition subite , par la rapidité de leurs progrès , et lorsqu'ils sont considérables, par la diminution momentanée des symptômes de la rétention , par les sentimens de chaleur et d'irritation qu'ils font éprouver au malade , chaque fois qu'il rend ses urines.

Le traitement des dépôts urineux, présente deux indications à remplir : arrêter l'épanchement de l'urine hors de ses voies naturelles ; traiter localement les dépôts résultés de cet épanchement.

On remplit la première indication, en introduisant une sonde de gomme élastique dans la vessie, en l'y fixant à demeure, et en donnant un libre cours aux urines. La deuxième indication se remplit différemment, suivant le degré des dépôts.

Les dépôts tuberculeux disparaissent souvent d'eux-mêmes, dès qu'ils ne sont plus entretenus par de nouvelles urines. Il est bon, cependant, de les ouvrir, pour en hâter la guérison.

Les dépôts du second degré, ou phlegmoneux, doivent être ouverts aussitôt que la fluctuation est sensible. Il faut plonger le bistouri jusque dans le foyer du mal, et ouvrir l'abcès, de manière à donner, par la plaie, une issue facile aux écoulemens. Trop de lenteur permettrait aux urines de s'épancher en grande quantité ; il en résulterait une inflammation violente et un engorgement grangréneux si considérable, que le scrotum serait détruit en entier, les testicules et les corps caverneux mis à nu.

L'ouverture de ces dépôts produit l'écoulement d'une matière séreuse, puriforme, et d'une plus ou moins grande quantité d'urine.

On panse ensuite la plaie avec des plumaceaux enduits de digestifs stimulans, tels que le baume d'Arcéus, ou la résine de styrax. Pour diminuer la tension et la douleur des parties environnantes, et faciliter le dégorgement de la plaie, on recouvre le tout d'un cataplasme émollient.

Le traitement peut être ainsi continué jusqu'à l'entière guérison de la maladie, qui ne tarde pas à s'obtenir, pourvu que le malade ait porté constamment la sonde de gomme élastique.

Quant aux infiltrations urineuses, occasionnées par une grande crevasse à l'urètre, elles exigent promptement des incisions profondes au périnée et de fortes scarifications sur le scrotum, le dartos, la verge et généralement sur toutes les parties abreuvées. Il se forme néanmoins des escarres grangréneux, qui détruisent les tégumens du périnée, des aines et de presque toutes les parties génitales. Les testicules restent à nu, et sont même quelquefois emportés, dans cette fonte générale. Il en résulte un ulcère énorme, qui se déterge peu à peu; la peau des environs se rapproche de son centre , et la cicatrisation se fait en moins de deux mois.

Cette terminaison n'est pas toujours aussi heureuse. Le plus souvent , au contraire , malgré les soins les mieux administrés , la gangrène ne peut pas être bornée : il se développe une fièvre secondaire qui emporte le malade.

Des fistules urinaires.

LES fistules urinaires sont des ulcères sinueux qui donnent passage à l'urine , et sont constamment entretenus par cette liqueur.

On en distingue de deux sortes , de vésicales et d'urétrales. Ces dernières sont à peu près les seules produites par la rétention dont nous parlons. Ce sera d'elles dont nous nous occuperons exclusivement.

Elles proviennent des dépôts urineux , qui , n'ayant pu se résoudre , se sont ouverts spontanément , ou l'ont été par les procédés de l'art.

Tantôt elles sont uniques , tantôt on en rencontre plusieurs ; mais quel que soit leur nombre , il n'existe jamais plus d'une crevasse à l'urètre.

Le périnée , le scrotum , les aines , la

partie interne des cuisses, sont le siége ordinaire de ces fistules.

Elles ne s'ouvrent pas constamment à l'endroit des dépôts urineux. Par fois, les urines
fusent dans le tissu cellulaire, forment des tubercules, dans des lieux plus ou moins éloi-
gnés, et se fraient un passage à l'extérieur.

On reconnaît ces fistules aux signes suivans : elles forment des ouvertures, plus ou
moins considérables, d'où sort continuellement un pus blanchâtre, mêlé d'urine. Leur
orifice externe est souvent recouvert par une
tumeur conique, fongueuse, d'où le pus coule
également. On remarque dans les environs
des callosités, des engorgemens, et même une
désorganisation complète. Le trajet fistuleux
est ordinairement marqué par une espèce de
corde, qui se dirige vers l'urètre. Les malades éprouvent, en urinant, un sentiment de
chaleur, le fluide s'écoule en plus ou moins
grande quantité, ou même entièrement par
l'ouverture fistuleuse.

Ces fistules pourraient être confondues
avec les fistules stercorales, mais on les en
sépare facilement, parce que les stercorales
sont toujours situées auprès du fondement;
qu'elles rendent une sanie purulente, brunâtre, et plus consistante que celles des fistules

urinaires ; parce qu'elles laissent échapper des gaz fétides et des matières stercorales par leur ouverture ; par la dénudation et l'amincissement de l'intestin rectum ; enfin , par la possibilité où l'on est quelquefois de porter un stilet, depuis l'orifice externe de la fistule , jusque dans l'intérieur de cet intestin.

Ces fistules pourraient encore être confondues avec les fistules vésicales ; elles en diffèrent néanmoins en ce que , dans ces dernières , l'écoulement des urines est continu , tandis que , dans les urétrales , il n'a lieu que durant les efforts du malade pour uriner. Ce symptôme n'est cependant pas tellement constant , qu'il ne puisse induire en erreur ; il n'en résulte , au reste , aucun inconvénient dans la pratique , le traitement de ces deux sortes de fistules étant le même.

On obtient la guérison de ces fistules , en introduisant une sonde de gomme élastique dans la vessie , et en la tenant constamment ouverte , pour que les urines s'écoulent continuellement et ne passent pas par le trajet fistuleux. Il faut en outre que les malades gardent le lit un ou deux mois , et soient très-dociles. L'ulcère fistuleux n'étant plus alors entretenu par le passage continuel des urines , les bords s'en rapprochent , et il guérit entièrement.

On recommande aussi des frictions mercurielles locales, pour faciliter la résolution des engorgemens et des callosités qui environnent la fistule. Elles sont regardées comme inutiles, par plusieurs praticiens : on peut toujours y avoir recours, attendu qu'elles ne peuvent être qu'avantageuses.

Si ces fistules sont récentes, elles guérissent en très-peu da tems et avec facilité ; lorsqu'elles sont anciennes, les malades ne veulent pas s'astreindre à garder la sonde assez long-tems ouverte, et la guérison est plus difficile.

Il est des cas, d'ailleurs, où il y a une telle désorganisation des parties, qu'il est impossible de faire pénétrer dans la vessie ni sondes, ni bougies, et où l'on est obligé d'abandonner la maladie à la nature. L'Hospice de perfectionnement de l'Ecole de Médecine nous a présenté un cas semblable, en l'an 7.

Le malade était un homme de 58 ans, célibataire, machiniste à un théâtre, dont la figure était plus décrépite que ne comportait son âge. Très-réservé dans sa jeunesse, il n'avait jamais eu de blennorhagie, ni aucune sorte de maladie vénérienne ; il voyait peu les femmes, préférant s'adonner, dans le silence, à la pernicieuse pratique des plaisirs solitaires. A l'âge de 40 ans, il éprouva une légère difficulté d'uriner, qu'il conserva plusieurs années, sans en être sensiblement incommodé. Le jet des urines diminua de grosseur et se bifurqua ; il se forma une petite tumeur sur le côté et au dos du pénis : elle augmenta peu à peu de grosseur, s'ouvrit, et donna issue aux urines. Il s'en forma ensuite une seconde et une troisième, qui s'ouvrirent de même, et donnèrent tellement issue aux urines, qu'il n'en coula plus par l'urètre. Le malade, retenu par une fausse honte, n'osa confier son état à personne : attribuant sa maladie à un échauffement, il prenait toutes les boissons, qu'il regardait comme rafraîchissantes. Sa maladie n'en faisait pas moins des progrès continuels. Les tumeurs du pénis prirent un aspect fongueux, vulgairement désigné sous le nom de *cul de poule* ; le pénis se tuméfia, devint squirreux, et présenta une désorganisation complette. Il se forma des tumeurs dures, indolentes et très-considérables aux deux aines, et surtout à la droite ; enfin, le malade ne pouvant plus se livrer à ses occupations, et profondément affecté de l'état malheureux où il se trouvait, se décida à se confier à un homme de l'art. On le fit entrer à l'Hospice de perfectionnement, où sa maladie fut reconnue, dans l'état que je viens de la décrire.

Il fut impossible d'introduire dans l'urètre ni sonde ni bougie. Le Chirurgien en chef, par *interim*, fit une incision de deux centimètres, le long de l'urètre, avec perte de substance ; il fit de vains efforts pour faire pénétrer la sonde dans la vessie. Le malade fut abandonné à la nature ; il mourut au bout de quelques mois.

De pareils cas sont très-rares : lorsque les malades sont dociles, il ne faut quelquefois pas plus de quinze jours pour l'entière guérison de leurs fistules.

Corollaires.

DE tout ce que nous avons dit, on peut déduire les corollaires suivans :

La rétention d'urine, par rétrécissement organique de l'urètre, n'a pas été inconnue aux anciens. Leurs ouvrages en font mention de la manière la plus positive.

L'urinement de sang en est un symptôme très-fréquent ; il dépend d'une de ses causes les plus communes.

Cette rétention est particulière à l'homme ; les femmes ne paraissent pas y être exposées.

Elle dépend rarement de la blennorhagie syphilitique seule ; celle-ci n'en est, le plus souvent, qu'une cause prédisposante. Les

causes déterminantes sont sur-tout les écoulemens chroniques d'une longue durée, les coïts
prolongés , les masturbations répétées , les
excès dans les boissons spiritueuses , les pria-
pismes , et généralement tout ce qui est capable d'entretenir de longues érections et de
produire une perte de ressort dans le tissu
spongieux et dans les vaisseaux de l'urètre.

L'engorgement variqueux de l'urètre , le
gonflement et l'induration de son tissu spongieux, l'épaississement de sa membrane interne , en sont les causes matérielles les plus
fréquentes.

Le cathétérisme est très-difficile à exécuter :
il exige une grande habitude d'opérer. Ce
n'est qu'après en avoir fait des essais méthodiques et infructueux qu'on doit recourir à la
ponction.

Celle-ci est néanmoins suivie de peu d'accidens : on doit la faire d'après le procédé de
Pelletan.

L'opération de la boutonnière ne remplit
pas le but pour lequel on l'a proposée : elle est
d'une exécution difficile , dangereuse dans ses
effets, et doit être entièrement rejetée.

Quoique le caustique ait été récemment
préconisé par les Chirurgiens anglais, il est

bon de le soumettre à de nouveaux essais, avant de prononcer sur son degré d'utilité.

L'on ne doit se servir des bougies que comme d'un moyen préparatoire pour l'introduction des sondes ; celles-ci leur sont ensuite préférables, tant dans le traitement de la rétention, que dans celui de ses accidens consécutifs.

RECHERCHES

SUR LA RÉTENTION D'URINE,

PAR PARALYSIE DE LA VESSIE.

IL est des maladies très-fréquentes, sur lesquelles les hommes de l'art portent à peine une légère attention, et qui, néanmoins, font le malheur et le désespoir des personnes qui en sont atteintes, et de celles qui les approchent : telle est la rétention d'urine, par paralysie de la vessie.

Très-répandue chez les personnes avancées en âge, chez celles d'un tempérament pituiteux et d'une constitution débile, cette maladie peut survenir à toutes les époques de la vie, et aux personnes même les plus robustes.

Elle tient à une affection de nerfs sacrés, qui vont se distribuer à la vessie, soit que leurs fonctions aient été momentanément suspendues par une attaque d'apoplexie, une fièvre putride, l'accumulation des urines et leur séjour trop long-tems prolongé dans la vessie, soit qu'elles aient été entièrement détruites par l'effet de l'ébranlement et de la lésion de la moëlle de l'épine. La cause première de cette paralysie est assez difficile à déterminer. Pour y parvenir, il faudrait que nous connussions, ce que nous sommes loin de faire, l'agent moteur du système nerveux et ses divers modes d'actions. Mais cette connaissance n'est pas d'une grande importance pour la pratique.

La rétention se manifeste d'une manière lente et par degrés, ou bien spontanément. Dans le premier cas, elle est l'effet de l'âge ou d'autres causes débilitantes. Le malade commence par éprouver une sorte de faiblesse qui l'empêche de vider complètement la vessie. Il conserve, après avoir uriné, le désir de satisfaire encore à ce besoin, et il éprouve une pesanteur qui se propage quelquefois jusqu'à l'extrémité du gland. Peu à peu l'incommodité augmente, le jet de l'urine diminue de longueur, s'efface entièrement, et est suivi d'une suppression totale. Le malade s'épuise en efforts inutiles, pour rendre le fluide. Il se forme au-dessus du pubis une tumeur volumineuse, ronde, circonscrite, rénittente, peu ou point douloureuse, durant les premières douze heures, mais qui le devient ensuite. Quelquefois les pieds et les jambes présentent un état œdéma-

teux. Il survient des nausées, des vomisse-
mens, une sueur abondante, froide, d'odeur
urineuse ; le pouls est petit, serré, fréquent,
souvent imperceptible.

Cet état se prolonge ainsi jusqu'au deuxième
ou troisième jour, terme auquel l'urine coule
de nouveau, soit goutte à goutte, soit d'une
manière continue et à la volonté du malade,
sans que la vessie se vide entièrement et
qu'elle discontinue de faire saillie au-dessus
du pubis ; l'urine s'évacue alors par une sorte
de *regorgement*.

Il arrive parfois que cet écoulement de
l'urine par regorgement ne peut avoir lieu,
et que le malade succombe, si on ne lui porte
un prompt secours.

Je fus appelé en l'an X, dans le département de la Corrèze, auprès de la veuve
d'un serrurier, femme sexagénaire, vivant
dans le malheur et dans un état de détresse
absolu. Elle ne gardait le lit que depuis peu
de jours, quoique sa santé fût altérée depuis
long-tems.

Je la trouvai dans un état d'agonie, presque sans mouvement, n'articulant que quelques sons aigus et plaintifs, ayant perdu
toute connaissance, et recouverte d'une
sueur froide, le pouls petit, serré, et pres-

qu'imperceptible. Le ventre était distendu, et présentait une large tumeur, circonscrite et rénittente. On m'apprit qu'elle avait demandé depuis quatre jours à uriner, et qu'on l'avait mise plusieurs fois hors du lit, sans qu'elle eût satisfait à ce besoin. La malade fut sondée, elle rendit près de trois litres de fluide, reprit connaissance ; et, à l'étonnement de tous les assistans, se leva une heure après l'opération, pour se livrer à ses occupations ordinaires. Je lui prescrivis l'usage du bon vin, quelques juleps camphrés, seuls médicamens appropriés qu'il fût possible de se procurer, et elle fut assez bien rétablie pendant un mois. La rétention se manifesta alors de nouveau, et j'appris que cette malheureuse avait succombé, faute de secours asez prompts. Je n'ai pu déterminer néanmoins, d'après le récit assez inexact qui m'en a été donné, si la mort avait été occasionnée par la rétention seule ou par quelque maladie antérieure.

Quoi qu'il en soit, cette observation nous démontre qu'il ne faudrait pas toujours compter sur l'urinement par regorgement, et que les malades pourraient être victimes de la rétention, avant qu'il survînt.

La rétention qui est l'effet d'une commotion de la moëlle de l'épine, ou qui arrive

durant le cours d'une fièvre putride ou maligne, se manifeste d'une manière spontanée.
Les caractères en sont les mêmes que pour
celle qui arrive par degrés; à cette diffé-
rence, que le malade ne rend point du tout
d'urine dès l'origine de la maladie, et que les
symptômes dépendans de la plénitude de la
vessie se manifestent dès que les urines accumulées dans ce viscère ne peuvent en être
expulsées, par le défaut de contraction de sa
tunique musculeuse ; comme dans le cas précédent, les urines peuvent s'écouler après
trois ou quatre jours par regorgement.

Quelle que soit la cause de la rétention, par
paralysie de la vessie, le traitement est toujours d'une longue durée, et la guérison difficile : souvent même la maladie résiste à tous
les moyens curatifs ; mais les malades peuvent
vivre long-tems, et la conserver toute la vie.

Lorsqu'elle dépend d'une commotion de la
moëlle de l'épine, on la regarde comme essentiellement incurable. Le malade ne tarde
pas à succomber, à la vérité bien moins des
suites de la paralysie, que de celles de la
commotion elle-même.

Traitement. — Il en est du traitement de
cette rétention, comme de celui de toutes les

autres. Il faut se hâter d'évacuer l'urine, au moyen du cathétérisme ou par la ponction, lorsqu'il est impossible de sonder le malade, et que celui-ci n'ayant pas uriné depuis long-tems, on a à craindre la gangrène et les accidens ci-dessus décrits. L'on doit cependant, avant de recourir à la ponction, faire tous ses efforts pour l'introduction de la sonde. Il arrive parfois que lorsqu'on a inutilement tenté celle d'argent, l'on en fait pénétrer avec facilité une de gomme élastique, sans le mandrin ou stilet de fer qu'elle contient. Je fus appelé en consultation, le 8 Frimaire dernier, par un négociant de Bordeaux, âgé de soixante-cinq ans, qui, venant à Paris, fut attaqué en route, d'une rétention d'urine, par paralysie de vessie.

A son arrivée, le chirurgien de l'hôtel où il était descendu fit de vains efforts pour introduire la sonde d'argent. Un deuxième chirurgien fut appelé, sans être plus heureux. Cependant les envies d'uriner étaient pressantes ; la sueur avait une odeur urineuse ; et le malade souffrait cruellement. L'on se disposait à faire la ponction, qui me parut urgente. Je proposai cependant de tenter encore l'introduction, à la manière des bougies, d'une sonde de gomme élastique sans mandrin , qui , en effet , pénétra dans la vessie et en fit sortir près de trois litres de liquide. Le malade est actuellement fort bien rétabli.

A l'époque du couronnement , j'avais été consulté pour un négociant de Nantes , âgé de soixante ans , qui s'habituant à retenir long-tems ses urines , avait été atteint de même d'une rétention , par paralysie de vessie. Comme il redoutait beaucoup les sondes d'argent , j'en employai une de gomme élastique très-fine et sans mandrin. Je la fis parvenir jusques dans la vessie et l'y laissai à demeure. Pendant tout le tems que dura le traitement , je n'employai pas d'autre procédé ; le malade a été fort bien guéri.

Dans le cas cependant où l'on ne pourrait sonder , et qu'il y aurait urgence pour l'évacuation de l'urine , l'on doit avoir recours à la ponction. Elle est dans ce cas peu douloureuse , et l'on peut la pratiquer par le *rectum* , au-dessus du pubis , et même par le périnée. La vessie , dans cette rétention , n'a point augmenté en épaisseur , elle a constamment une grande capacité , et l'état de plénitude où elle se trouve , fait que , quel que soit le procédé employé , on est toujours sûr , en le suivant exactement , d'arriver jusques dans l'intérieur du viscère, et qu'on a peu à craindre les accidens consécutifs.

Les urines évacuées, l'on doit attaquer d'une manière directe la cause de la rétention. Lorsque la maladie dépend d'une commotion de la moëlle épinière, c'est contre cette dernière affection qu'il faut diriger le traitement. On fait avec de l'eau-de-vie camphrée des fomentations sur l'épine du dos, le bassin et le bas - ventre. On applique des sangsues aux bras, des vésicatoires révulsifs aux extrémités inférieures : on fait une ou deux saignées, et l'on donne des lavemens stimulans, préparés avec le cerfeuil, la sauge ou d'autres plantes, dont l'action soit vive et pénétrante. Le malade prend à l'intérieur une infusion de quinquina, de rhue. Desault faisait un grand cas, en cette circonstance, des ventouses scarifiées.

Lorsque la rétention dépend d'autres causes, l'on introduit à demeure une sonde de gomme élastique dans la vessie, jusqu'à ce que le viscère ait repris assez d'énergie pour expulser naturellement les urines. On a soin en même tems de produire l'évacuation du fluide au premier besoin, dans la crainte qu'il n'augmente par son accumulation la perte d'irritabilité de la vessie.

On donne, à l'intérieur, de 20 à 30 gouttes de teinture de cantharides, dans une tisanne d'arnica-montana, de marrube, de sauge où mieux encore de mélisse ; et lorsque cela est possible, on fait prendre les eaux du Mont-d'Or, de Balaruc, de Bourbonne-les-Bains, en augmentant leur action purgative, par l'addition de quelque sel cathartique. *Michaëlis* recommande beaucoup le pétrole, à la dose de quatre gouttes dans un véhicule approprié, en réitérant l'usage, trois ou quatre fois le jour. Il assure avoir guéri plusieurs malades, au moyen d'un ou deux mois de ce traitement. On fait à l'extérieur des frictions avec la teinture de cantharides, vers le bas de la colonne épinière, sur les parties latérales du bassin et à la partie interne des cuisses, sur lesquelles on applique aussi des vésicatoires révulsifs ou même un moxa.

On injecte dans la vessie des liqueurs toniques stimulantes. *Michaëlis* propose le pétrole en frictions sur le pubis et le périnée.

Tel est le traitement rationel de cette maladie, celui qui obtient généralement le plus de succès. On ne peut se dissimuler que, quoiqu'employé par les hommes de l'art les plus expérimentés, et suivi de la part du malade, avec exactitude, il ne soit quelquefois inefficace, sur-tout chez les personnes avancées en âge. Le galvanisme peut encore être tenté avec avantage, mais il est lui-même parfois impuissant. Le malade est alors obligé de se sonder chaque fois qu'il veut uriner. Cette incommodité est grande, sans doute, mais les personnes, dans ce cas, finissent par s'y habituer, et j'en connais une qui va et vient depuis vingt ans, et qui se sonde partout où elle se trouve, lorsqu'elle a envie d'uriner.

Il ne suffit pas d'avoir guéri la rétention par paralysie de vessie, il faut encore prévenir son retour. Voici pour cet effet quelques-uns des moyens les plus simples : 1°. éviter de retenir trop long-tems les urines et les rendre toutes les fois que le besoin s'en manifeste ; 2°. se placer lorsqu'on est dehors, dans un lieu frais, tel qu'à la porte d'une cave, à l'ombre du côté du nord ; si l'on est chez soi, rapprocher des cuisses le vase dont on se sert, afin que l'impression du froid sur les tégumens, se transmette à la vessie et lui donne du ressort ; 3°. le soir, avant de se coucher, faire des frictions sèches, pendant quelques minutes, avec une brosse à poils doux ou avec de la flanelle d'Angleterre, sur le bassin, le haut des cuisses et le bas-ventre ; frotter ces mêmes parties, à l'aide de la main, avec un peu d'eau-de-vie camphrée, d'eau de mélisse ou de toute autre liqueur spiritueuse et aromatique ;

4°. Prendre de tems à autre des lavemens légèrement irritans, tels que ceux qu'on fait avec une décoction de tête de poireaux, ou avec l'addition d'une pincée de sel commun, etc. ;

5°. Faire usage de boissons toniques, telles que les infusions de marrube, de sauge, que nous avons indiquées ci-dessus ;

6°. Se coucher sur un simple sommier de crin, ou tout au plus sur un seul matelas, sans lit de plume ;

7°. Enfin, éviter les excès dans les repas et dans l'usage des boissons spiritueuses.

C'est par l'emploi de semblables moyens que l'on parvient à empêcher le retour de la paralysie de la vessie et même à guérir cette maladie, lorsqu'elle ne fait que commencer.

REMARQUES

SUR LA GRAVELLE.

LA gravelle, maladie qui donne naissance aux calculs des reins, a été confondue par la plupart des nosologistes avec la néphrite ou inflammation de ces viscères qu'elle détermine souvent à la vérité, mais dont elle diffère essentiellement.

La gravelle peut exister long-tems, sans occasionner aucun accident. On a vu des personnes rendre fréquemment des calculs, et même en garder dans les reins de très-volumineux, sans en être sensiblement incommodées. Elle se manifeste le plus souvent par une douleur, sans aucun gonflement, dans les régions rénales. Il y a sentiment de stupeur dans les testicules, les cuisses et même les jambes, douleurs et difficultés pour l'émission de l'urine. Ce fluide excrémentitiel est trouble, épais, fétide, quelquefois sanguinolent et rempli de matières purulentes. Il contient de l'acide urique (1) en surabon-

---

(1) Cet acide, lors du refroidissement de l'urine, se précipite sous forme de sable, ou donne naissance à des

dance, de même qu'une matière animale gélatineuse (2), et il entraîne avec lui une plus ou moins grande quantité de calculs.

Ces calculs se forment dans la propre substance des reins ou dans leur bassinet. Ferrein (3) dit avoir trouvé les papilles rénales chargées de graviers qui y adhéraient, et avaient dilaté une partie des vaisseaux papillaires. M. Lafosse, célèbre vétérinaire, m'a dit avoir fait la même observation chez les animaux. C'est néanmoins dans le bassinet que paraissent se former la plupart des calculs. J'en ai trouvé, en l'an VII, dans le bassinet du rein droit d'un homme de soixante ans, deux de formes tétraèdre, dont le poids était de six gros. Les substances tubulaire et mamelonnée du rein n'offraient pas le moindre vestige d'altération dans leur substance, ni de concrétion calculeuse.

D'après M. Fourcroy (4), la formation de ces

---

crystaux qui se déposent sur les bords du vase, et se dissolvent très-bien dans les alcalis.

(2) On s'en assure en ajoutant à l'urine un peu d'alcali, ce dernier s'empare de l'acide urique et laisse la matière animale à nu. Cette substance est encore précipitée par une dissolution de tan, qu'on verse dans l'urine.

(3) *Mém. de l'Académ. des Sc.*, ann. 1749, p. 511.

(4) Fourcroy, *Syst. des Conn. Chim.*, tom. 10.

calculs s'opère par la tendance qu'a la matière gélatineuse à se séparer de l'urine, dans laquelle elle se trouve en trop grande quantité, et par la crystallisation de l'acide urique, dont les molécules sont entraînées par la matière gélatineuse qui leur donne une certaine consistance en les agglutinant.

Les calculs rénaux offrent des variétés relativement à leur volume. Les uns sont petits, lisses à l'extérieur, d'une couleur rouge ou brunâtre, et ressemblent au sable le plus fin.

D'autres ont la grosseur de petits pois, sont arrondis ou présentent des surfaces rudes et anguleuses, et portent, à raison de leur configuration, le nom de graviers.

D'autres enfin, trop gros dès le moment de leur formation, pour être entraînés avec l'urine, s'arrêtent dans le bassinet des reins, se moulent dans sa cavité et acquièrent un volume considérable. Les mémoires de l'Académie des Sciences, année 1730, font mention d'un calcul, du poids de six onces et demie, qui n'avait occasionné aucun accident pendant la vie du malade.

D'après l'analyse faite par MM. Fourcroy et Vauquelin, des calculs rénaux, ceux-ci sont presque toujours formés d'une matière animale glutineuse et d'acide urique (5). L'oxalate de chaux entre cependant dans la composition de quelques-uns d'entr'eux.

On reconnaît les calculs d'acide urique en ce qu'ils ont une couleur de bois fauve ou rougeâtre, des couches striées, jaunes et homogènes à leur intérieur, et qu'ils se dissolvent complètement dans les lessives d'alcalis fixes caustiques.

Les calculs d'oxalate de chaux ont une surface raboteuse, mamelonnée, hérissée de pointes, sont insolubles dans les alcalis, se dissolvent difficilement avec les acides et ne peuvent être décomposés qu'à l'aide de lessives de carbonates alcalins.

Les personnes nées de parens goutteux ou graveleux, celles qui ont de l'embonpoint, qui vivent dans les pays habituellement humides et marécageux sont plus sujettes que les autres à la gravelle.

Celle-ci arrive à toutes les époques de la vie. Elle est cependant plus fréquente dans l'enfance et dans la vieillesse que dans les autres âges.

Divers animaux et spécialement le cheval, le bœuf, le cochon, les lapins, les rats sont

____

(5) Fourcroy, *Syst. des Conn. Chim.*, tom. 10.

très-sujets aux calculs des reins. Ces concrétions ne sont pas de même nature que dans
l'homme, elles sont composées de carbonate
de chaux et se dissolvent avec effervescence
dans les acides les plus faibles.

Il est bien difficile de reconnaître la nature
de l'affection des reins qui occasionne la formation de ces calculs; un état goutteux de ces
viscères peut quelquefois y donner lieu, comme nous le verrons par la suite, mais le plus
souvent, les personnes qui rendent ces calculs
n'ont éprouvé aucune attaque de goutte.

La gravelle présente peu de danger lorsqu'elle est simple, que les calculs sortent
avec facilité, et avant d'avoir séjourné trop
long-tems dans les reins. On voit des personnes rendre habituellement des urines sablonneuses, sans s'en inquiéter nullement.
Mais il arrive souvent que la présence des
calculs, aidée d'une disposition du sujet ou
de toute autre circonstance, détermine une
irritation dans les reins, d'où résulte le spasme
ou l'inflammation de ces viscères.

Le spasme des reins qui complique la gravelle, est vulgairement appelé accès ou co-
lique néphrétique; il se manifeste dans les
régions lombaires, par une douleur constric-
tive, très-aiguë, avec agitation, nausées, vo-

missement. L'urine est claire, limpide, en petite quantité ; le pouls fréquent, serré, inégal, parfois imperceptible. Ce spasme a peu de durée, il se termine au bout de quelques heures et peut reparaître plusieurs fois dans la même journée.

Dès qu'il a cessé, l'urine est trouble, sanguinolente, coule avec abondance et charrie avec elle une plus ou moins grande quantité de calculs rénaux.

Je donne en ce moment des soins à un employé de la préfecture de police, d'un tempérament avec prédominence du systême nerveux, atteint depuis cinq ans d'un rhumatisme chronique, et rendant parfois des urines sablonneuses.

Ce malade éprouva au mois de Pluviose an XIII, à la suite d'une grande contrariété, des douleurs violentes, avec beaucoup de difficulté pour uriner. Le liquide était aqueux et en petite quantité. Je prescrivis des boissons muqueuses, quelques cuillerées d'une potion calmante, des lavemens émolliens, et dès la même nuit le spasme fut dissipé, l'urine coula avec abondance ; elle était trouble, épaisse et déposait au fond du vase une grande quantité de calculs sablonneux rougeâtres et crystallins, qui, traités par une dissolution alcaline, se trouvèrent entièrement composés d'acide urique, et de filamens d'une matière animale glutineuse.

La présence des calculs dans les reins peut y occasionner l'inflammation, maladie désignée par les nosologistes, sous le nom de néphrite calculeuse. Cette inflammation est caractérisée par une douleur violente dans la région lombaire, avec sentiment de stupeur dans le cordon spermatique, rétraction des testicules, vomissement, difficulté de courber l'épine. L'urine est en petite quantité, ou entièrement supprimée; il y a souvent constipation, sueurs froides, défaillance, des convulsions, le hoquet ; et le malade peut courir le danger le plus imminent

Cette inflammation se prolonge plusieurs jours, elle est toujours compliquée de fièvre inflammatoire ou bilieuse, quelquefois, mais rarement, de fièvre pituiteuse, putride ou maligne. Elle peut se terminer par la mort, le troisième ou quatrième jour; par résolution, le cinquième ou le sixième ; ou par suppuration, (6) le sixième ou le huitième. Il

---

(6) La terminaison par gangrène, très-rare dans l'inflammation essentielle des reins, ne paraît pas avoir été observée dans l'inflammation par calculs.

m'est arrivé plusieurs fois d'observer ces trois terminaisons.

Madame David, fruitière, rue Coquillère, N° 12, âgée de soixante ans, d'une constitution forte, avec excès d'embonpoint, rendait depuis long-tems des calculs graveleux avec l'urine. Au mois de Vendémiaire an XIII, elle éprouva des douleurs violentes dans les régions rénales et sur-tout dans celle du côté gauche, avec de grandes difficultés d'uriner; le liquide ne venait que par gouttes. M. Julien, chirurgien de bienfaisance de la division de la halle au blé, me fit appeler en consultation avec un autre médecin, le quatrième jour de la maladie. Une sonde fut introduite dans la vessie, sans en retirer qu'une très-petite quantité d'urine sanguinolente. Nous prescrivîmes deux saignées copieuses, des bains de plusieurs heures, des boissons muqueuses calmantes, des lavemens émolliéns.

Le lendemain il n'y eut pas d'amélioration, la vessie ne contenait que deux onces de liquide; le traitement antiphlogistique fut continué sans succès et la malade succomba le sixième jour de l'inflammation. Il ne fut pas possible d'obtenir l'ouverture du sujet.

M. D. libraire, âgé de quarante-huit ans, d'une constitution nerveuse avec un peu d'embonpoint, était sujet à rendre parfois des calculs graveleux. Au mois de Messidor an XII, il éprouva une douleur aiguë dans la région lombaire du côté droit, avec une rétraction du testicule de ce côté ; les douleurs se propageaient le long de l'épine du dos ; le malade ne pouvait ni se courber, ni se coucher sur le côté gauche, l'urine était sanguinolente, ne venait qu'en très-petite quantité et avec des douleurs vives qui se propageaient depuis l'urètre jusqu'aux reins.

Les saignées et tout le traitement dont nous parlerons ci-après furent employés. La maladie se termina le dixième jour par la sortie d'un calcul irrégulier dans sa forme et par l'émission d'une très-grande quantité d'urines sanguinolentes et sablonneuses.

Je me trouvais au commencement de l'an X, dans le département de la Corrèze ; une fille de M. Et. Nauche, mon cousin, âgée de cinq ans, éprouva des douleurs très-vives et très-aiguës dans le rein droit ; elle était dans une grande agitation ; l'urine coulait en petite quantité ; la peau était brûlante, aride, la fièvre aiguë et inflammatoire.

Cette jeune personne avait rendu précédemment des calculs et l'on ne pouvait se méprendre sur le caractère de sa maladie. Je fis apliquer des sangsues aux cuisses; la malade fut mise dans un bain tiède aussi long-tems et aussi souvent qu'elle put le supporter, elle prit abondamment des tisannes adoucissantes, faites avec une décoction de graines de lin, dans laquelle on ajoutait un peu d'eau de fleurs d'orange et du sirop d'orgeat.

Ce traitement continué avec quelques modifications diminua les douleurs, qui se terminèrent au bout de six jours que la malade rendit une très-grande quantité d'urine chargée de matière purulente et de petits calculs de la grosseur d'un grain de millet.

Elle continua long-tems après l'usage d'une infusion de chicorée sauvage, dans laquelle on ajoutait deux gros de terre foliée de tartre par pinte de tisane. Pendant six mois que je restai dans le même département, elle a joui d'une belle santé et je n'ai pas su qu'elle ait eu depuis aucune rechûte.

L'inflammation des reins n'est pas toujours aiguë, elle est parfois chronique. Cela arrive lorsque les calculs sont lisses à leur surface, et qu'ils ont pris peu à peu de l'accroissement, sans léser sensiblement les fonctions des reins. Cette inflammation ne fait éprouver que des douleurs habituelles, plus ou moins permanentes, dans la région lombaire, et elle n'est reconnue souvent qu'après la mort.

La gravelle ne se complique pas seulement du spasme et de l'inflammation des reins, mais quelquefois aussi de la présence de la goutte dans ces viscères.

Il existe des rapports frappans entre la gravelle et la goutte; on voit souvent la première de ces maladies succéder à la seconde, et l'invasion de douleurs arthritiques faire cesser la formation des calculs des reins. Ajoutons à cela que les concrétions arthritiques sont formées d'acide urique, uni à la vérité à une plus grande quantité de matière gélatineuse que dans les calculs rénaux, et combiné avec la soude de manière à former un urate de soude.

La goutte peut affecter les reins en même tems que la gravelle et s'y trouver à l'état aigu ou chronique.

Elle est aiguë lorsqu'après avoir été fixée dans les articulations ou dans quelqu'autre partie du corps, elle y diminue d'intensité, ou même en disparaît entièrement et détermine une douleur subite, avec gonflement dans la région des reins, suivie du spasme ou de l'inflammation de ces viscères et de l'excrétion d'une matière crétacée par les urines.

La goutte chronique des reins se reconnaît à un état de cachexie goutteuse dans toute l'économie. Des douleurs fixes, augmentant par l'effet des saisons ou des circonstances qui aggravent la goutte des articulations, se font sentir dans les régions lombaires, les urines charrient une grande quantité de matière crétacée et de calculs graveleux.

Les narcotiques donnés inprudemment à l'intérieur quand la goutte occupe les articulations, l'application sur ces dernières ou sur les ulcères goutteux de topiques astringens, fortifians ou narcotiques, une disposition du sujet et un premier degré de débilité dans les reins; telles sont les principales causes du transport de la goutte sur ces viscères.

La goutte aiguë, survenue d'une manière subite, est quelquefois du plus grand danger, mais lorsqu'elle est chronique, elle peut exister long-tems dans les reins, sans produire aucun accident.

Du traitement de la Gravelle.

LE traitement de la gravelle est différent suivant qu'elle est dans son état de simplicité, ou compliquée de spasme, d'inflammation ou d'un état goutteux des reins.

Lorsque la maladie est simple, que les calculs sont rendus à des époques indéterminées, sans qu'il s'ensuive aucun accident, l'on doit avoir pour objet de relever l'action des reins et de détruire la disposition qu'ils ont à sécréter une trop grande surabondance d'acide urique et de matière gélatineuse.

Les moyens que l'expérience a fait reconnaître les meilleurs sont les alcalis, l'eau de chaux, les savonneux et les diurétiques toniques.

Les alcalis sont très-usités en Angleterre où les affections graveleuses sont fort répandues. Ils faisaient la base du secret de Jurine contre les calculs des reins.

La soude et la potasse sont ceux qu'on emploie communément.

L'on retire la soude de la plante *salsola soda*, Linné. Elle doit être très-pure.

Elle se donne depuis vingt grains jusqu'à deux gros, délayée dans une pinte d'infusion de saponaire, de salsepareille ou de quinquina en poudre.

Ce médicament imprime un sentiment de chaleur dans l'estomac; les urines coulent avec plus d'abondance, elles cessent, comme j'ai eu occasion de l'observer, de colorer en rouge les couleurs bleues végétales, prennent au bout de quelques jours un caractère alca-lin, de manière à verdir ces mêmes couleurs; les calculs graveleux sont expulsés avec plus de facilité, et leur formation est souvent prévenue, pendant un tems plus ou moins long.

La potasse a les mêmes propriétés que la soude, quoiqu'à un moindre degré; on l'emploie de la même manière et à la même dose.

L'eau de chaux a beaucoup été préconisée par Wyth. Elle se prépare en mêlant huit parties d'eau avec une partie de chaux vive récente. On agite, on laisse reposer pendant douze heures; le liquide est ensuite décanté, filtré au travers d'un papier gris et il forme l'eau de chaux première : celle-ci est peu usitée. On réitère l'opération en se servant de nouvelle eau, et l'on obtient l'eau de chaux seconde, moins âcre que la précédente et dont on fait usage.

L'eau de chaux se donne depuis quatre onces, jusqu'à deux livres par jour, mêlée avec parties égales d'eau pure, ou coupée avec du lait.

Quoiqu'elle ne donne pas aux urines d'une

manière sensible le caractère alcalin, qu'elle ait peu d'action sur les calculs rénaux, elle les fait évacuer avec plus de facilité et diminue dans l'urine les proportions de l'acide urique et de la matière animale gélatineuse.

Les pilules savonneuses sont encore employées utilement. On les prépare avec savon blanc, deux onces ; racine de réglisse pulvérisée ; farine de lin, de chacune demi-once, miel quantité suffisante, pour former du tout une masse qu'on divise par pilules de cinq grains, lesquelles se donnent à la dose de deux, quatre, et même six pilules le matin et autant le soir.

Ces pilules semblent agir en combattant la disposition qu'ont les reins à former de l'acide urique et à sécréter un excès de matière gélatineuse.

Le fameux remède de Mlle. Stephens (7) pa-

---

(7) On le compose avec : savon blanc deux livr. un quart ; miel de Narbonne demi-livre ; charbon pulvérisé, fait avec parties égales de semences de carotte, de bardane, de fruits de frêne, de chinorrodon, d'aubépine quatre onces ; mêlez, formez des pilules du poids de neuf grains chacune, dont le malade prendra six le matin à jeun, six trois heures après dîner, et six après un léger souper. Il boira pardessus chaque dose de pilules un verre d'infusion de feuilles de pariétaire et de fleurs de camomille-romaine. (*Vitet, Mat. médicale*, p. 175.)

raît n'avoir d'effet qu'à raison du savon qu'il contient; et quoiqu'il n'ait vraisemblablement dissous aucun calcul de la vessie, il est propre à expulser ceux des reins.

On retire encore quelques avantages des décoctions de racines de pareirabrava, de fenouil, de jeunes tiges d'asperges, de bois néphrétique; des infusions de feuilles d'uva ursi, de baies d'alkékenge; des sucs exprimés de feuilles et de racines de persil, édulcoré avec du miel; de l'extrait de genièvre, de la confection hyacinthe, de la conserve d'aunée, des baumes, et des autres diurétiques chauds.

Ces médicamens sont utiles en ce qu'ils augmentent l'action des conduits sécréteurs de l'urine, qu'ils expulsent les calculs d'un petit volume et préviennent leur formation, tant en augmentant les forces digestives de l'estomac, qu'en changeant le mode des fonctions des reins et la nature des principes constituans de l'urine.

Il est bon d'observer que les malades doivent se nourrir d'alimens doux, de facile digestion, et prendre une grande quantité de liquide aqueux, pour que les dépôts calculeux soient entraînés, immédiatement après qu'ils sont formés. Les alimens salés et épicés, les boissons fermentées, les plaisirs vénériens leur sont évidemment contraires, ils peuvent déterminer une irritation des reins, le spasme ou l'inflammation de ces viscères.

Traitement des complications de la Gravelle.

LORSQUE la gravelle est compliquée du spasme des reins, cet accident doit uniquement fixer l'attention, et c'est contre lui que doit être dirigé le traitement. Les médicamens les mieux appropriés sont alors les anti-spasmodiques ordinaires, tels qu'une infusion de feuilles et de fleurs d'oranger, de fleurs de tilleul, ou de camomille, en boisson, quelqu s cuillerées d'une potion calmante, des onctions sur les régions rénales, avec un mélange de laudanum et de camphre, des lavemens émolliens et un peu narcotiques, des bains, des demi-bains d'eau à peine tiède, etc. Il est rare que ces moyens ne procurent en peu de tems la cessation du spasme.

L'inflammation aiguë des reins, dont se complique la gravelle, présente plus de difficultés; il faut se hâter d'en obtenir la résolution, et, lorsqu'il n'en est plus tems, de favoriser la suppuration.

On remplit ces deux indications par des

saignées réitérées, par l'usage d'une boisson muqueuse, abondante, telle qu'une décoction de graines de lin, avec du sirop d'orgeat, le lait d'amandes douces, le bouillon de poulet; par l'application d'un cataplasme émollient sur les lombes. Les lavemens mucilagineux, les bains, les demi-bains, et autres antiphlogistiques, sont d'un grand secours; le vésicatoire, utile dans certaines inflammations, pourrait aggraver celle-ci.

Dans le cas où l'inflammation se termine par suppuration, l'abcès qui se forme dans le rein ne s'ouvre pas toujours au-dedans, mais quelquefois aussi dans la partie extérieure de l'organe, d'où le pus s'accumulant dans la région lombaire, donne lieu à une tumeur remarquable par une sorte d'empâtement, de saillie et de fluctuation.

Il faut alors faire l'ouverture de l'abcès, porter profondément les doigts dans son foyer, pour en retirer, si l'on n'éprouve pas trop d'obstacles, les calculs qui pourraient s'y trouver.

On a conseillé dans l'inflammation chronique des reins, de faire l'ouverture de ces viscères, la néphrotomie, pour retirer les calculs qui la déterminent; mais les signes de leur présence sont trop incertains et l'opération offre de graves inconvéniens. Il vaut mieux se contenter de diminuer l'irritation à l'aide des calmans et des adoucissans.

Le traitement de la gravelle, compliquée de goutte, est différent suivant que celle-ci est aiguë ou chronique.

Lorsque la goutte est aiguë, l'on doit avoir pour objet de la rappeler aux articulations, ou de l'y retenir, lorsqu'elle est présente, par des topiques appropriés.

On administre des bains de jambe, d'eau tiède, tenant en suspension de la graine de moutarde pulvérisée, que l'on fait suivre immédiatement d'un large sinapisme, appliqué tant sur les genoux que sur les pieds. Si la douleur persiste, les sangsues doivent être appliquées sur les articulations affectées les dernières de goutte. On tient chaudement ces parties avec du coton cardé.

Dans cet intervalle, on prescrira utilement l'usage d'une boisson mucilagineuse, et des lavemens émolliens.

Les purgatifs doux sont utiles au rapport de M. *Barthez* (8). Lorsque l'on craint qu'ils excitent des affections spasmodiques dans les intestins, on donne les narcotiques à leur suite ou quelque tems auparavant.

______

(8) *Traité des mal. goutt.*, tom. 2, p. 318.

Il est bon de remarquer que dans cette goutte on a toujours à redouter le spasme et l'inflammation des reins. Ces nouvelles complications se traitent de la manière dont nous l'avons indiqué précédemment, en observant qu'il faut donner les narcotiques avec modération, de peur qu'ils ne déterminent la goutte à se porter au cerveau, et que, dans le cas d'inflammation, la saignée du bras ne peut convenir, elle ferait fixer la goutte en-dedans et l'empêcherait de se porter au-dehors. On doit lui préférer la saignée du pied (9).

Dans la goutte chronique, il est bon de faire usage des diurétiques chauds et toniques, tant pour prévenir la formation des calculs, que le retour des attaques plus fortes de goutte (10).

Ces diurétiques sont sur-tout avantageux lorsque les urines charrient beaucoup de sédiment.

Les mieux appropriés sont la térébenthine, les baumes naturels du Pérou, de Tolu et autres, la gomme de gayac, l'extrait de baies de genièvre, la racine de pareira-brava, les

---

(9) Barthez, *Traité des mal. goutt.*, tom. 2, p. 316.
(10) *Ibid.*

plantes diurétiques balsamiques : le millepertuis, la verge dorée, etc. (11).

L'on doit combiner leur usage avec celui des boissons adoucissantes et de doux minoratifs.

~~~~~~~~~~

Le Public auquel je consacre le fruit de mes veilles, et les hommes de l'art, dont j'ai à cœur de mériter le suffrage, s'apercevront aisément que je n'ai épuisé ni la matière qui fait le sujet principal de mon ouvrage, ni celles que j'y ai réunies sous le même titre et qui demanderaient des développemens beaucoup plus étendus. J'ai senti moi-même la nécessité d'entrer dans de plus amples détails, mais les faits qui concernent les affections dont je me suis occupé sont présentés, par la plupart des auteurs, sous des points de vue et avec des théories si peu conformes à l'état actuel de nos connaissances, que j'ai cru utile de faire paraître mon travail, en attendant que l'expérience et l'observation me mettent à même de le rendre plus complet et d'offrir, sur diverses maladies des voies urinaires, une suite d'observations propres à éclairer cette partie importante de la science médico-chirurgicale.

---

(11) Barthez, *Traité des mal. goutt.*, tom. 2, p. 516.
~~~~~~~~~~

TABLE.

FIN DE LA TABLE.